养肾 健脾 排毒

祛湿

王柳青 翟煦 ——主编

科学技术文献出版社
SCIENTIFIC AND TECHNICAL DOCUMENTATION PRESS
·北京·

图书在版编目（CIP）数据

祛湿：养肾、健脾、排毒 / 王柳青，翟煦主编 . — 北京 : 科学技术文献出版社，
2022.3（2024.10 重印）

ISBN 978-7-5189-8713-9

Ⅰ . ①祛… Ⅱ. ①王… ②翟… Ⅲ. ①祛湿（中医）Ⅳ. ① R256

中国版本图书馆 CIP 数据核字（2021）第 255062 号

祛湿：养肾、健脾、排毒

策划编辑：王黛君　责任编辑：王黛君　张一诺　责任校对：张　微　责任出版：张志平

出 版 者　科学技术文献出版社
地　　址　北京市复兴路 15 号　邮编 100038
编 务 部　（010）58882938，58882087（传真）
发 行 部　（010）58882868，58882870（传真）
邮 购 部　（010）58882873
官方网址　www.stdp.com.cn
发 行 者　科学技术文献出版社发行　全国各地新华书店经销
印 刷 者　艺堂印刷（天津）有限公司
版　　次　2022 年 3 月第 1 版　2024 年 10 月第 4 次印刷
开　　本　700×1000　1/16
字　　数　150 千
印　　张　15.5
书　　号　ISBN 978-7-5189-8713-9
定　　价　49.90 元

目 录 CONTENTS

了解湿气在体内哪里淤积了，
才能无湿一身轻

顺时生活：一年四季随手可做的美味食物

第 5 章

不做无用功，对应症状祛湿中药汤

第 6 章

寒湿、湿热、风湿，对应体质祛湿中药茶

第章

经络不通，用药无功

第章

人人都可上手做的艾灸、穴位按摩、泡脚

第 1 章

关于湿气，
你需要知道的全在这里

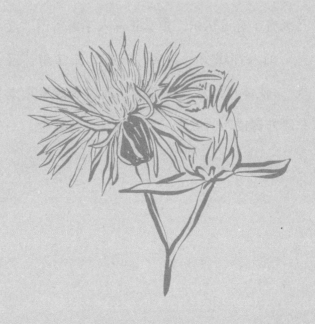

随着中医养生文化与知识的传播和普及，人们对"湿气""痰湿""祛湿"等中医词汇已经有了普遍认识，但真正深入了解所谓"湿气"的人却很少。其实，只有真正了解"湿气"，使体内的湿气运作好，同时有效避免或祛除外部侵入的湿气，才能保持身体健康。

1

湿气重的感觉就像在大雾里走路

说起"湿气"一词，大家并不陌生。首先，从"湿"字的字形来看，"湿"字的偏旁是三点水；从字义来看，"湿"是指沾了水或水分多，与"燥"相对。所以湿气的本质是水。之所以说"本质"，是因为湿从水来，却不等于水。在人体或自然界内，湿和水之间是相互转化的。人体的水分、养分必须通过阳气的温煦和气化作用生成精微物质，才能运行输布到全身。

我们通常所说的"湿气"，是指人体内水分代谢异常出现的多余的物质。湿气在人体内无法得到正常的疏泄，日积月累，就成了中医理论中的邪气之一，也是病机的一种。

湿气属阴邪，性质重浊而黏腻，在人体内淤积过重就会阻滞气的活动，不利脾的运化。

如果无法准确理解身体湿气重的感觉，可以试着体会人在潮湿的大雾里走路，身体感觉又黏又湿，走起路来极不爽利。人体气血运行也是一样的，当人体内湿气重到一定程度，气的正常运行就会受到阻滞，气机不畅；严重的话，会产生瘀堵，导致身体不适或产生病变。

更为紧要的是，前面我们提到人体内的水分代谢，需要靠阳气的作用才能正常运行。如果因为湿气过重，气机不畅，就更会加重水分代谢异常，湿气会更重，这是一个恶性循环。

湿气，是人类身体健康的敌人。所谓"知己知彼，百战百胜"，我们不仅要了解什么是湿气，还要了解湿气的特点：

• **普遍性**。所谓"十人九湿"，在现代人群中，湿气重是一个普遍存在的问题。很多朋友体内都有湿邪潜伏，有湿邪潜伏的人，舌苔一般厚且腻。

• **难愈性**。"千寒易除，一湿难祛。湿性黏浊，如油入面。"这句古话足以说明，湿邪非常难缠，不易祛除。正因为如此，要化解湿气不仅要趁早，还要坚持，才能有效地祛湿。

• **有害性**。湿气之所以有危害性，是因为很多慢性、急性病，比如脂肪肝、高血脂、哮喘、高血压、心、脑血管疾病等，甚至恶性肿瘤，或多或少都跟体内的湿浊有关联。

• **进展性**。湿气不仅难以祛除，反而会进一步发展为湿浊。湿浊容易上侵下扰，沉积血管，诱发急性心、脑血管疾病，或滋生动脉硬化，增高血液黏稠度，造成高尿酸、高血压、高血糖等一系列代谢性"富贵病"，或导致男性性功能障碍，女性多囊卵巢综合征、不孕不育等。

• **重浊性**。湿气重的人们常觉得身体有千斤重，或是像头戴了头盔那种闷着的感觉，而且会有整个下半身很重、提不起劲、脚举不太起来的乏力感。

●**黏滞性**。湿气的黏腻停滞主要
体现在两个方面：一个是湿气导致黏
滞不爽，具体表现为排泄物黏腻不畅
或分泌物滞涩不畅；另一个方面是湿

> ┌─ POINT ─┐
>
> 下半身重，
> 疾病缠绵难愈，
> 都是湿。

气重引起的疾病大都缠绵难愈，病程较长，不易治愈。

人体湿气重的直接原因是人体水分代谢的异常，根本原因与我们
个人的生活及饮食习惯不好有关。直白一点说，湿气重都是我们自
己"作"出来的。

说到人体的水分代谢，其实，如果我们保持良好的生活习惯，顺
时生活，是可以保持人体正常水分代谢的。但是，现代人的生活习
惯普遍存在问题，饮食上好食肥甘厚味、冰冷食物等，造成人体水
分代谢异常，出现水肿、湿气重等情况。

如果你的皮肤状态不好，经常油腻、毛孔粗大、脸上长斑、容易
长痘生疮；如果你的大便经常不成形，还特别臭，特别容易粘在马
桶上；如果你经常口臭，还口味很重；如果你经常精神不振，容易
困倦；如果你肚子大，身体肥胖，却不强壮……建议你检查一下是
否是自身湿气重的问题。

一旦体内湿气堆积过重，湿气可能会造成顽固性肥胖，顾名思
义，顽固性肥胖就是很难改善和摆脱的肥胖问题。除此之外，它还
是引发一系列高血压、高血脂，甚至恶性肿瘤等严重疾病的重要因
素。据现代医学数据统计，肥胖、水肿、腹胀、湿疹、皮炎、哮喘、

过敏、脚气、痤疮、泌尿系统感染、女性白带增多瘙痒等60种以上的疾病和症状都与湿气有关。湿气大大影响着我们的身体健康。所以，如果身体真的存在湿气重的问题，一定要注意祛湿。

历代典籍中提及的"湿气"的概念

在很早以前，"湿气"这个词就出现在中医典籍中了。各医家所提的"湿气"不仅包括"外感六淫"，也就是外部湿气，还包括"内生五邪"，也就是身体内部的湿气，《金匮要略》首次提出"痰饮"的概念，并且应用至今。到明清时期，医家才提出"湿气"的说法。下面我们梳理一下历代典籍中提到的"湿气"概念。

⊙《黄帝内经》中的"积饮"

《黄帝内经》中关于身体内水分的描述都停留在病理概念词汇上，比如"水饮""溢饮""水肿"等。可见，古人已经知道身体内水分过多会引起很多不适症状，比如在《黄帝内经·素问·五常政大论》中有一段这样的描述："沉阴化，湿气变物，水饮内稸，中满不食，皮痛肉苛，筋脉不利，甚则胕肿，身后痈。"意思就是说，（天地间的）水湿从阴化，人体内会出现水饮内蓄、腹中胀满、皮肤麻痹、肌肉不仁、筋脉不利，甚至有浮肿、背部生痈等症状。

此外，在《黄帝内经·素问·六元正纪大论》中还有"太阴所至为湿生，终为注雨……太阴所至为积饮否隔……"这一片段的背景是这样的：黄帝问岐伯天地间五运六气之于人类养生有何影响，岐伯的回答就包括这段内容。这段内容的意思是，太阴湿土之气来临时，人的身体多表现为沉重浮肿的状态，而根据自然六气的变化，人们可以推断出疾病的进展，比如湿气偏盛，人类就会拉肚子，严重的话，会因水气闭塞造成身体浮肿。

⊙《黄帝内经》中的"溢饮"

在《黄帝内经·素问·脉要精微论》中有关于"溢饮"的一段描述："岐伯曰：……其软而散色泽者，当病溢饮，溢饮者渴暴饮，而易入肌皮肠胃之外也。"

《脉要精微论》主要是围绕把脉要领和通过脉象判断疾病的内容。这里这段话的意思是，如果把到脉软而发散，患者脸色鲜艳，就可以判断患者为自身体虚，平时爱口渴而暴饮，水来不及化气，水气直接外溢到皮肤肌肉和肠道外的空间，造成体虚，这种情况就叫"溢饮"。

除此以外，《黄帝内经·素问·水热穴论》中还提到了水分过多引起身体水肿的原因："肾俞五十七穴，积阴之所聚也，水所从出入也。尻上五行行五者，此肾俞。故水病下为胕肿大腹，上为喘呼，不得卧者，标本俱病。故肺为喘呼，肾为水肿，肺为逆不得卧，分为相输俱受者，水气之所留也。"

从这段话中，可以看出，要治疗"水肿"，肾为本，肺为标。肺和肾都有可能因积聚水分而产生疾病。

⊙《金匮要略》首提"痰饮"

《金匮要略》是东汉著名医学家张仲景所著《伤寒杂病论》的杂病部分，原书成书不久后散失，北宋时经校正医书或重新整理编成，其中提到"痰饮"一词的片段是：

"问曰：四饮何以为异？师曰：其人素盛今瘦，水走肠间，沥沥有声，谓之痰饮。饮后水流在胁下，咳唾引痛，谓之悬饮。饮水流行，归于四肢，当汗出而不汗出，身体疼重，谓之溢饮。咳逆倚息，短气不得卧，其形如肿，谓之支饮。……夫病人饮水多，必暴喘满。"

书中提到的"痰饮"一词是指蓄留在肠胃之间的水分，与之相并列的概念还有"悬饮""溢饮""支饮"，把它们区分开来的要素就是根据水分蓄留的位置。

其中"痰饮"是最容易发生的现象，水湿蓄留在肠胃之间，腹部因此而胀满，有肠鸣音或水声，更严重的还会产生腹水。

"悬饮"是指水湿蓄留在胸腔和横膈膜上，经常会感到胸胀，咳嗽、深呼吸时经常有牵引的痛感。

"支饮"是指水湿蓄留在心脏和肺部，水分留在心脏会加重心脏的负担，留在肺部，占用肺部原本用来储存和交换气体的空间，会降低肺储存和交换气体的能力。如果你发现你自己或周围的人，经常深吸一口气就咳嗽，或者每天都咳出清白的、带泡沫的痰，这都是水湿蓄留心肺的表现，反之则不是。

"溢饮"是指水湿停留在四肢或皮肤，造成四肢沉重、骨头酸胀、小便不畅等不适症状。

⊙ 隋代《诸病源候论》中的"百病皆为痰作祟"

隋唐时期的众医家对"痰"和"饮"有了进一步的了解。其中，最具进步意义的是隋代时期医学家巢元方所著的《诸病源候论》，这是第一部讲解疾病成因、病理现象及临床症状的中医专著。

在《诸病源候论》中，巢元方就提出了"百病皆为痰作祟"的观点："痰饮者，由气脉闭塞，津液不通，水饮气停在胸腑，结而成痰。"其意思是，造成痰饮的原因是气脉闭塞，津液不通，水饮气蓄留于胸腑，就形成了痰。

⊙ 唐代《千金翼方》中的"五饮"之说

《千金翼方》出自唐代时期，是中国现存最早的医学百科全书，作者为著名医学家孙思邈。在这本著作里，孙思邈延续了秦汉时期的"痰饮"说法，并明确将"饮"分为五种形式，提出了"五饮"之说。这部分内容在《千金翼方·痰饮第四》中有所体现："大五饮丸：主五种饮，一曰留饮，停水在心下；二曰澼饮，水澼在两胁下；三曰痰饮，水在胃中；四曰溢饮，水溢在膈上五脏间；五曰流饮，水在肠间，动摇有声。夫五饮者，皆由饮酒后伤

> POINT
>
> 气脉闭塞，
> 津液不通，
> 就形成了痰。

寒，饮冷水过多所致方。"

虽然沿用了秦汉时期"痰饮"的说法，但是《千金翼方》的划分更细致、更明确了。它将蓄留在心下的水分称为"留饮"；将蓄留在身体两侧、胸胁部位的水称为"澼饮"；将蓄留在肠胃间的水分叫作"痰饮"；将停留在横膈上以及各个脏腑组织之间的水分叫作"溢饮"；将流窜在肠胃间，会发出肠鸣声音的水分叫作"流饮"。

隋唐之后的医家就"痰"和"饮"做了进一步探究。宋代杨士瀛在《仁斋直指方论》中明确提出了"痰"和"饮"的区别：稠浊者为痰，清稀者为饮。

元代医学家朱震亨在《丹溪心法》中首次提出"痰邪"一词。朱震亨提出"痰之为物，随气升降，无处不到"，认为治病当以"痰"为主，同时描述了"痰"的流动性特点。

⊙ 明代《景岳全书》中的"痰饮"

明代著名医家张景岳在历代医学家研究的基础上，著有《景岳全书》，在其中的《贯集·杂证谟·痰饮篇》内，对"痰饮"做了详细的定义、论证和论治。

其中论证一共有六条："止有积饮之说，本无痰证之名""痰之于饮，虽曰同类，而实有不同也""痰即人之津液，无非水谷之所化""痰涎本皆血气""痰有虚实，不可不辨""五脏之病，虽俱能生痰，然无不由乎脾肾。盖脾主湿，湿动则为痰；肾主水，水泛亦为痰"。

论治方面，张景岳在《景岳全书》的《贯集·杂证谟·湿证篇》中提出："诸湿肿满，皆属于脾。诸痉项强，皆属于湿，太阴司天，其化以湿。湿气大来，土之胜也，寒水受邪，肾病生焉。"

中医的智慧博大精深，对于"湿气"的认识和治疗经验已经相当成熟，但是为什么现代人仍然深受湿气困扰？因为湿气的产生与我们自身生活习惯息息相关，大部分人都因为不良生活习惯，导致体内有湿气，身体处于亚健康状态，虽然不至于引起疾病，但我们应该思考和反省自己的生活习惯，结合自身特点，做好祛湿防湿，才能保持健康的生机活力。

湿气越重，寿命越短！

解剖学家海佛烈克根据细胞分裂次数和时间间隔，推算出人类可以活到 120 岁，但是几乎没人能活到这个岁数。影响人类寿命长短的因素有遗传、生活环境、医疗条件、生活方式，其中生活方式影响最大，堪称影响寿命最重要的一项因素。

而体内湿气重就是由不良生活方式造成的，因此，进一步来讲，湿气越重，说明生活方式越不健康，寿命越短。

这种说法毫不夸张，在临床上，湿气是十分常见的病因，且致病广泛，与多种系统疾病都有关联。如呼吸系统、心血管系统、消化系统、神经系统疾病，都可以从湿气的角度寻求病源。

⊙ 肺部湿气重：舌头胖大、呼吸急促、胸闷

肺部湿气重的主要症状为持续性地咳嗽、咳痰，痰液为白色，量多，含有的水分充足，且特别稀薄，容易被咳出。除了这几个主要症状之外，可能还伴随其他症状，比如呼吸道的喘息、气促、胸闷、气短等；口腔黏膜有大量唾液渗出，舌头胖大、舌质淡、舌苔白而

厚腻；皮肤比较潮湿、油腻，容易出现毛囊炎；乏力、消瘦、食欲不振、精神萎靡等一系列的症状。

据统计，呼吸系统疾病在城市的死亡率占第三位，而在农村则占首位。当然，呼吸系统疾病不只是由肺部出现问题引起的，但是湿气重确实是引起呼吸系统疾病的主要因素之一。

⊙ 湿气重可诱发心血管系统疾病

有文献报告，2020年中国心血管疾病患病人数达3.3亿。中医认为，湿气重是心、脑血管等疾病的诱因之一。

虽然湿气重和气血不足是完全不同的两种证候，但是并不是说二者之间并无联系。体内湿气重，会伤及脾胃，造成脾胃虚弱，而脾胃为气血生化之源，脾胃虚弱，则其将饮食精微转化成气血的功能就会不足，进而造成气血不足，心脏和脑部供血不足，容易引发心、脑血管等疾病。

⊙ 腹胀、便秘、呕逆多为湿气重

在人体器官中，肠胃扮演着很重要的角色，一旦肠胃功能出现异常，那么食物的消化吸收就不能正常进行。一般情况下，肠胃湿气重有两种情况：湿热重和寒湿重。然而，不管是哪种湿气重，大致都有如下症状：腹胀、腹痛、便秘、便溏、腹泻、反酸、呕逆等。

⊙ 头沉、头痛反复发作

如果湿气侵入头部，致使头部气血无法正常运行、不通畅，就会导致头部出现疼痛感。由于湿气有重浊性特点，由湿气引起的头痛往往伴有头部沉重感。又由于湿气有黏滞性特点，这种头痛会缠绵难愈，反复发作。这就是由湿气重引起的神经性头痛，治疗调理应从祛湿气入手。

湿气致病，为害甚广。除了以上系统疾病，湿气与免疫系统、肠道微生物等的疾病之间的关系也很密切。由此看来湿气已经直接威胁到人类的健康，进而影响到人类的寿命，值得引起人们的重视。

4

气候潮湿、嗜食肥甘厚味、心情低落容易形成体内湿气

要想祛除体内的湿气，弄清楚湿气的形成原因或来源尤为重要。唯有明确这一点，才能辨证施治，对症下药，达到有效祛除体内湿气的效果。

中医认为，人体内湿气形成的原因有两种：外感和内生。下面我们就从这两个方面分析一下湿气形成的原因。

⊙ 外感湿气

外感湿气，就是外感六淫"风寒暑湿燥火"中的湿邪，主要来自潮湿的气候，或涉水淋雨、居住在潮湿的地方、穿着汗水沾湿的衣服等。

外感湿气属阴性，它从来不孤军奋战，而总是与其他邪气一起"狼狈为奸"：湿气与风邪结合为风湿，湿气与寒邪结合为寒湿，湿气与热邪结合为湿热。

◇ 风湿

提到"风湿"，人们最常想到的就是风湿病，一组以侵犯人体关节、骨骼、肌肉、血管及有关软组织或结缔组织为主的疾病，其中多数为自身免疫性疾病。中医中的"风湿"一词，与此截然不同，它指的是风邪与湿气一起侵入人体而引起的疾病或症状。症状常是头痛、发热、小便少、关节酸痛、不能屈伸等。

◇ 寒湿

寒邪和湿气一起侵入人体会伤脾，造成脾虚，进而阻碍人体内的气血运行。常见症状为关节、筋骨疼痛，比如膝关节炎、肘关节炎等等。一般情况下，人体内寒湿邪气过多会比较怕冷，遇到寒冷的天气，怕冷的感觉会加重，更怕冷。

我国南方降雨较多，湿气偏重，空气湿度远大于北方的内陆地区。尤其在冬天，天气寒冷的时候，比起北方人，南方人更容易受到寒湿的困扰。

◇ 湿热

湿热，又叫湿温之病，容易在夏季发生。从气候上来看，湿热是很多地区夏季常见的气候。从中医理论看，湿热是夏季人体易感的邪气。因为夏季天气炎热又多雨，在高温天气下，人体皮肤上的毛孔常处在张开的

POINT

天气寒冷的时候，
南方人更容易
受寒湿困扰。

状态。在这种情况下，湿气更容易在热邪的助力下，趁机侵入人体，产生诸多不适，如食欲不振、身体困重乏力，甚至是头痛。相比于寒湿的症状，湿热不会怕冷，一般会有点怕热，甚至是心里烦热，身体的外部表现为诸如发红、发热一类热的症状。

⊙ 内湿

内湿的产生多是因为人们不良的生活习惯。比如嗜食肥甘厚味的食物，所谓肥甘厚味，一般是指非常油腻、甜腻的精细食物或味道浓厚的食物；又如爱吃生冷瓜果和甜食，并且食入过多。这些都容易导致脾气不运，不能正常地布散精微，导致湿自内生，水湿停聚。

还有一个原因就是脏腑功能虚弱，导致人体内水液代谢异常。从脏腑功能来说，人体的水液代谢是以脾、肺、肾三脏为中心完成的。其中，脾主运化，如果脾虚，就会运化不利，水湿停留，进而导致体内湿气重；肾主水，就是主管人体内水液代谢，所以，如果肾脏虚弱，会导致人体水分代谢不利，造成湿气重、水肿等亚健康的状态；肺对水液有宣发肃降的作用，且在肺的呼气过程中，也排出了少量的水分，一旦肺部虚弱，就无法正常将水液输送全身，造成水液停留积聚、湿气过重。

外湿与内湿之间互相影响，外湿虽然是感发外部环境的湿气而生病的，但是湿气进入体内也会伤脾。脾的主要功能是运化水液与水谷，脾受伤后就会使湿浊内生，内湿是由此而生的。反过来，脾虚则运化水谷精微的功能差，容易导致体内水湿不化，同时，身体又容易感受外湿。所以，外湿与内湿其实是相互影响的。

此外，人体的湿气除了生于外感和内湿，还有一个重要因素——情志问题。一般的情志问题都可能导致体内湿气过重。因为人在情志抑郁低落的时候，肝脏会受到损伤，调畅气机的功能失常，就会影响水液代谢的运行，造成湿气的产生。从另一个角度讲，情志抑郁会导致肝旺乘脾，也就是说，会影响脾的功能，造成湿气的产生。

十人九湿：衣食住行样样都要注意

现实生活中，有很多这样的人：日常羡慕别人皮肤清爽健康、身材姣好，无奈地把自己肥胖、油腻的理由归结为湿气重或者体质问题，因为很难改变反倒心安理得，却不知道，就是自己衣食住行中的行为不当，才招致湿气侵入体内的。说到底，湿气都是自己惹的祸。

⊙ 衣

◇ 美丽"冻"人

一些爱美女士为了赶时髦、展示自己的好身材，在气温未回暖的时候就早早地穿上了薄丝袜、短裙、露脐装、露背装。殊不知，小腹是元气中心，腰是肾之府，颈背上有督脉的循行，而督脉是一身阳气之总管，以上这些部位很容易遭到寒湿的侵入。有的还穿着短袜，将脚踝露在外面，寒气和湿气会通过脚踝进入人体内。

◇ 过早脱衣或加衣过晚

过早脱衣，乍暖还寒时，过早地脱下厚一点的衣服，穿上薄薄的单衣，致使寒湿进入体内。除此之外，还有加衣过晚，寒冷的冬天已经来临，还在穿着短袖加单褂的初秋组合套装，寒气很容易裹挟湿气进入人体。

◇穿没晾干的衣服

很多人都有这样的生活经验：想穿的衣服还没干，但是着急出门或着急穿，衣服还没晾干就穿在了身上，靠自己的体温将外套温干。要是出门再遇到有风的天气，风吹过湿衣服，一定倍感凉意，而寒湿可能就这样进入了身体内部。

⊙ 食

◇过食生冷

现代人爱吃生冷食品，尤其在炎热长夏，各种生冷食品如冰淇淋、冰镇饮料直接下肚，味觉一时爽，却不知寒湿直接攻击位于中焦的脾阳，会造成脾虚湿盛。

◇口味太重

消化系统，尤其是脾胃功能的好坏关系到营养及水分代谢。口味太重的人常常喜欢吃油腻、过咸、过甜等肥甘厚味的食物，这些食物虽然美味，但都不易消化，容易造成肠胃闷胀、发炎。甜食、油炸食品会让身体产生过氧化物，加重炎症反应，造成脾胃功能虚弱，自然会影响到人体内的水分代谢。

◇喝酒

中医上讲，酒助湿邪，喝酒是加重"湿毒"的关键因素，所以，要尽量少碰酒类，更不能借酒浇愁，酒和情志不舒都会加重体内的湿气。

⊙ 住

◇猛吹空调

夏天之于人类的恩德本来就在于热，夏天温度高，出汗是一个散湿的重要途径。然而，现代人往往依赖空调造就的凉爽环境，长期待在空调温度很低的房间里，身体毛孔会自动闭合，汗排不出来，湿气也就散不出去，过多的湿气只能积聚在体内，成为疾病的隐藏诱因。

◇房间不注意通风

如果长期居住在密闭的环境下，比如地下室，潮气特别重，也没办法通风，久而久之，生活在其中的人们就会体内湿气过盛。

◇居住环境潮湿

我们体内产生湿气，除了自身代谢的问题以外，还有很大一部分和生活环境有关。如果人们长时间生活在潮湿、阴冷的环境中，湿气就容易入侵体内。

◇熬夜

现代很多人喜欢睡前看手机，越看越兴奋，最后导致睡眠不足。

睡眠不足的后果就是脾胃运化功能变虚弱，湿气在体内停聚，久而久之，就会影响身体健康。建议每天晚上 11 点前就睡觉，每天适度地做一些运动会提高睡眠质量。

⊙ 行

◇ 久坐不动

《黄帝内经》曰："久坐伤肉。"所谓"伤肉"其实伤的是脾，因为脾主肌肉，所以叫作"伤肉"。而人体内，脾主运化水湿，久坐不动会引起脾气亏虚，水湿不化，聚湿成痰，滋生痰湿。

◇ 缺乏运动

体内湿气重的人大多都是缺乏运动的人。上班久坐不动，下班回家"葛优躺"，气得不到运动和舒展，水液也得不到流动，水液和气停滞积聚，湿气就产生了。

◇ 淋雨

经常淋雨会引起体内湿气加重。尤其在夏季，气温高，人体要出汗散热，毛孔往往处于张开的状态，如果在夏季经常淋雨，湿邪就很容易进入体内，且长时间留滞不去。

现在湿气已经是我们所有人的通病了，大部分人身体内都有湿气。要想让自己摆脱湿气，就必须改变自己的生活方式，从衣食住行四大方面入手，从源头上杜绝湿气，这才是最好的治疗方法。

6

千寒易除，一湿难祛：记住"三少四多"原则祛除体内湿气

中医有这样一种说法："千寒易除，一湿难祛。湿性黏着，如油入面。"作为六淫邪气之一，湿气性重浊，属阴，其性黏腻、停滞、弥漫，侵入时多隐缓而难以察觉，更难以祛除，可导致多种病变。有人形容湿气为潜伏在人们体内的"间谍"，静悄悄地埋伏在体内，等待合适的时机向人体发起进攻。

致病的"六淫邪气"中的"六淫"分别是风、寒、暑、湿、燥、火，其中，湿气是比较难调治的。因为湿邪致病普遍，临床发病隐匿，诊断易疏漏，首先是因为湿气具有缠绵反复的特性；其次，现代人物质生活充实丰富，饮食上吃了较多肥甘厚味的食物，多会内生湿气。如果体质偏虚，比如肺、脾气不足的人，体内就会发生湿气的停聚。一旦发病，若失治误治，则助湿更盛，导致湿病久治难治，久而久之，就成了疑难杂症。

如此一来，在湿气尚未对身体发出总攻之前，做到健康祛湿和有效祛湿很有必要。要想健康祛湿，就要谨记"三少四多"原则。

⊙ 三少

◇ 少饮酒

虽然人们都说"何以解忧，唯有杜康"，但是前面提到，酒有助湿邪的作用。不仅如此，酒精会损害肝脏，造成酒精肝、脂肪肝等，不仅会伤害血管，也可能会导致血管堵塞；同样，更会助长湿气，进而引起各种疾病。所以，对于酒，小饮怡情即可，千万不要喝多。

◇ 少贪凉

一些寒性或凉性的食物，会导致体内的阳气不足，加重体内的湿气积聚。所以，在日常生活中，尤其是在夏季，一定要注意少贪凉。要少吃冰棍，少喝冰饮料，不要冲凉水澡等，因为这些都会刺激肠胃，引起脾胃不和，导致体内湿气加重。

◇ 少吃重口味的食物

重口味的食物都不易消化，比如过咸、过甜或油腻的食物，这些食物会加重肠胃负担，引起肠胃功能紊乱，进而影响水分及营养物质的代谢。一旦水分代谢出现问题，体内的湿气就得不到排出，湿气便会加重。所以，想要维护肠胃健康，就要少吃或不吃重口味的食物。

⊙ 四多

◇ 多运动

平时缺少运动锻炼的人，容易被湿气侵入，长期如此，脾就容易受到湿气的侵害，引发各种病症。因此，我们平时最好要保持适度简单的运动，如散步、慢跑、瑜伽等，让身体器官运作起来，加速气血流动，使体内水液代谢循环起来，促进湿气排出体外。

◇多食用祛湿的食物或药茶

人体内湿气重，大多与脾胃受损、脾胃功能弱有关。因此，可以通过常吃养脾胃的食物，达到调养脾胃和祛湿的效果，常见的具有祛湿效果的食物有藕、萝卜、茭白等；常见的具有祛湿效果的药材有茯苓、荷叶、决明子等。需要特别注意的是，上述药材的单吃效果都不太明显，最好再加入其他排湿利尿的中药搭配，方能达到生发阳气、调养脾胃和消水肿的效果。

◇睡前多泡脚

晚上在睡觉之前，最好先准备好温热的水，泡一下双脚。时间无须太长，达到半小时即可。要想祛湿效果更好，可以放入食盐、花椒、生姜、艾叶等。泡脚的好处有很多，不仅能够缓解全身的疲劳，还有助于调节体内血液循环。而且，坚持每天晚上用温热的水泡脚，有利于体内生发阳气，十分有益于体内多余湿气的排出。

◇多按揉委中穴

很多人都知道，膀胱经是体内祛湿排毒的重要通道。膀胱经通过委中穴，经常按揉委中穴，能够帮助身体排毒、祛湿。委中穴的位置就在腘窝的正中央。

胖人多湿，瘦人多火

中医典籍中常常提到"胖人多湿，瘦人多火"。在一定程度上，一个人的体形就可以反映其体内湿气的情况：肥胖或容易发胖的人（这里的胖是指虚胖），体内湿气较重；而怎么吃也不胖的瘦人往往阳气偏盛，肝肾阴虚，津液少，体内干燥易上火。

在分析胖人的体形与体内湿气的对应关系之前，我们很有必要先搞清楚胖人肥胖或虚胖的原因。首先，虚胖的人绝对不是因为脾胃好或营养吸收好，而是因为脾胃虚弱，运化功能退化，致使营养和水液代谢出现了问题。虚胖的人胖的不是肉，而是由津液代谢不畅引起的湿气停聚或湿邪泛滥。

其次，为什么肥胖的人会给人一种油腻、黏糊、不爽利的感觉？就是因为他们体内湿气太盛。他们自己嘴里也常有黏糊糊的感觉，而且他们的舌体比较胖，舌苔也较厚腻。湿气有一种重浊的特性，所以湿气重的人经常感觉疲乏困倦，懒于运动。

对于虚胖人群，想要减肥必须从健脾祛湿开始。第一，要管住嘴，少吃或不吃生冷、肥甘厚味的食物，吃东西的时候注意不要暴饮暴食，不要吃得过快。第二，越是不愿意动，越要动起来。如果不能做到每天适度锻炼，每周坚持两三次运动锻炼也可以。如此一来，从源头上杜绝湿气侵入，再通过运动生发阳气。只要在这两个方向上用功，坚持下去，一定能将聚在体内的湿气赶出去。

现在，很多人都羡慕怎么吃也不胖的瘦人，羡慕他们比较有口福，其实不管是瘦人，还是胖人，两种情况都不好。身材偏瘦的人就算食量很大，也不会变胖，主要是因为这种人属于阴虚体质。具体来说，就是阳气偏亢，体内火气旺盛，阴虚水少。形成阴虚火旺体质的原因有很多种，有的天生就是这种体质；有的是因为后天的生活习惯，比如爱吃辣、爱熬夜等造成的；有的是因为性格压抑，不能释放而情志化火；有的是因为心脏功能长期不好，或者高血压患者长期服用利尿药物也会变成阴虚火旺体质。

对于体内阴虚火旺、湿气过少的瘦人，想要调理好身体，可以从养阴清热的方向开始进行调理。第一，饮食方面，注意不吃或少吃伤阴津的食物，尤其是温燥的、辛辣的、香浓的食物和油炸、煎、炒的食物，多吃绿叶蔬菜，少吃肉类食物。第二，起居方面，不适合夏练三伏，也不适合出太多汗，平时注意早睡早起。第三，要调整好自己的情绪，保持心态平和，镇静安神，防止阴液流失。中医讲"静能生阴，静能生水"，说的就是这个道理。

> **POINT**
>
> 阴虚火旺之人就算食量很大，也不易变胖。

　　说到最后，非常有必要强调一下，所谓"胖人多湿，瘦人多火"只是结合多年临床经验的大概情况判断出来的，不能涵盖所有的瘦人和胖人。瘦人也有可能湿气太重，胖人也可能火气旺盛。所以，不管胖瘦的体形问题，需要先看个人的实际身体情况并结合其他症状综合进行判断，才能选择是要滋阴还是要祛湿。

第 2 章

湿气的危害

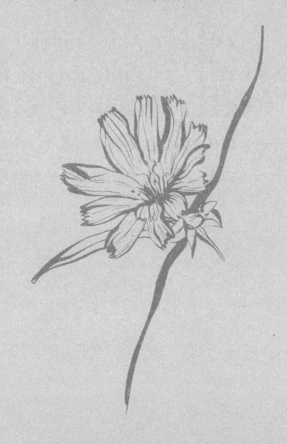

湿气蓄留于人体各个部位，平时可能人们只会感到不舒服，并不会有什么疾病产生。但是，当气候变化异常或人体正气不足、免疫力下降时，停留在人体各个部位的湿气，就会成为致病因素，使人体出现问题，进而引发疾病。

1

中国式肥胖"湿胖"，喝水都长胖

　　关于湿气跟肥胖之间的关系，虽然我们不能直接说湿气重是引起肥胖的原因，但是事实上，肥胖和湿气重是有必然关系的。比如肥胖中的湿胖类型，"湿胖"被称为中国式肥胖，这种胖很顽固，减肥困难，甚至连喝水都会长胖。

　　首先，湿气重的人大都比较怕冷，容易手脚冰凉。怕冷的话，身体会选择储存更多的脂肪来保暖，这样，人就会长胖。

　　其次，湿气重的人一般口味比较重，爱吃肥甘厚味的食物，这种食物大都属于高油、高糖的食物。如果吃多了高油、高糖的食物，造成身体循环不畅通，会加重体内湿气郁积情况，身体就会长胖。另外，高糖食物会导致大脑无法发出"吃饱了"的信号，而且还会刺激人的食欲，也就是我们常说的"下饭"，人们会越吃越多，自然就会胖很多。

　　最后，对湿气重的人来说，脾胃一定会受到损伤的。因为受损而虚弱，造成脾失健运、胃失和降、气血不足、身体乏力、大便不畅等，严重影响新陈代谢，从而导致人体发胖。另外，如果脾功能不足，体内水湿运化不畅，就会造成体内水分代谢异常，不能正常代谢的水分蓄留在体内，不仅会使人水肿、变胖，而且会加重身体的湿气。

对于湿胖体质的人，要想减脂变瘦，一味地节食是不可取的。因为这种湿气重的情况主要是由饮食不规律、缺乏运动引起的。要想有效缓解湿气重的情况，可以从以下几个方面做起：

• **保持规律饮食。**可以适量多吃一些苦瓜、红豆、薏米等，但要做到荤素搭配，营养均衡，不吃辛辣刺激食物，不吃生冷食物，也不要吃甜食，可以多吃一些新鲜的水果和蔬菜，也可以多吃一些热性的食物。

• **保持健康的生活习惯。**作息一定要规律，不熬夜，每天睡前用艾叶泡脚，可以疏通脉络，从而有效缓解体内湿气重的问题。如果体内湿气很重的话，还可以用艾叶煮的水泡澡，但是要注意艾叶水是不能加冷水兑的。

• **每天一杯姜汁或姜片茶。**生姜性味辛辣，有发汗解表、疏风散寒、温中止呕等功效。在祛除体内湿气方面，姜汁主要在两个方面起作用：一方面姜汁可以发汗，其实这样就可以祛除一部分湿气；另一个方面是，姜汁可以温运脾胃，能有效促进脾运化水湿的作用。

• **运动出汗。**系统了解过湿气问题的人应该都知道，运动出汗是最有效、最快速祛除体内湿气的做法，也是最健康、成本投入最小的方法。每天可以抽出半个小时到一个小时的时间，做一些适度的有氧运动，加速身体排汗。还需要特别注意的是，湿气重的朋友一定要注意，夏天的时候，一定不要因为运动闷热而经常、长时间开空调。因为开空调不止会妨碍我们排出汗液，而且空调的冷气会随着因刚刚运动完还处在张开状态的毛孔侵入体内，更加加重湿气的积聚。

减肥是我们的目的，祛湿是减肥的方式，也是目的。无论是哪个，我们的最终目标都是身体健康。减肥人士切不可心急，减肥和祛湿是一个漫长的过程，需要改掉不好的生活习惯，坚持良好的生活习惯，并持之以恒，才能真正达到减肥祛湿的目标，让身体恢复到健康正常的状态。

2

"湿"为万病之源：恶性肿瘤、妇科疾病等都是湿气惹的祸

我们每个人几乎都有湿气，只不过因为每个人的体质不同，由湿气造成的身体不适，其严重程度有所不同。

中医所谓："虚则寒，寒则湿，湿则凝，凝则瘀，瘀则堵。"原本就气虚、容易疲劳的人，如果受到湿气的侵袭，再加上没有及时得到治疗或调整生活习惯的话，就会有寒湿之感。如果此时再不采取有效措施，寒湿之气在体内累积，就会出现凝滞不通的现象。在这种情况下，体内的水液凝结成痰，湿痰就会互相凝聚，滞留在皮下，身体各个部位都会出现"痰核"的结块。这时的结块属于一种良性肿瘤，但是如果仍不采取治疗措施，结块就有可能发展成恶性肿瘤。

具体来说，"虚"的感觉就是容易疲倦，常常感到精神不足，整个人感觉没有活力。"寒"的感觉就是怕冷。寒为阴邪，易伤阳气，所以体质偏寒的人容易头晕、唇色淡白、手脚冰冷、腹部冰冷、四肢乏力，同时非常怕被风吹。身体内的寒气越重，湿气就越容易经由皮肤或穴位进入人体。其中，湿气容易侵入的穴位是后颈部的

大椎穴、前胸的膻中穴、肚脐的神阙穴、后腰的命门穴和脚底的涌泉穴。

寒湿之气从颈部大椎穴侵入体内，会引起肩颈酸痛的症状；寒湿之气从前胸膻中穴侵入体内，容易引起女性乳腺肿块、乳腺阻塞、乳房纤维囊肿等疾病；寒湿之气从肚脐的神阙穴侵入体内，则容易引起女性月经不调、白带多、子宫肌瘤、卵巢囊肿等各种妇科疾病；寒湿之气从后腰的命门穴侵入体内，则容易引起腰背酸痛、腰膝酸软、疲倦无力等症状；寒湿之气从脚底的涌泉穴侵入体内，则容易引起脚踝不适和风湿关节炎等症状。

"湿则凝"是指，当寒湿之气在体内累积一段时间后，就会发展为凝滞不通。中医认为"不通则痛""寒湿则血凝，血凝则痛"，堆积在体内的寒湿之气造成身体气血凝滞、运行不畅。身体哪里不通，如果没有得到及时的疏通，就会进一步产生瘀滞的症状，接着就会产生具体的疾病，产生疼痛感。要知道，我们在健康的状态是不会动不动就感到疲惫或不适的，而是精力充沛的，因为五脏六腑能得到人体津液的濡养，这种良好状态的前提就是津液能够顺着身体的脉络正常顺畅地运行。

现代医学中的肿瘤来自凝结成块的痰核。所谓痰核，即体内的水分凝结为湿痰，湿痰互相凝结，积聚在皮下，形成的大小不一、或多或少的结块。这种肿瘤一般是良性肿瘤，没有血管，也没

POINT

身体哪里不通，哪里就会产生瘀滞，接着就会生病。

有化脓。如果在淋巴结，则是淋巴结肿大；如果在乳房，则是乳房纤维囊肿；如果在子宫，则是子宫肌瘤。这个时候再不采取治疗措施，不调整生活习惯，良性肿瘤就有可能向恶化的方向发展。

追根溯源，所有的疾病都是由体内湿气的日益积聚开始的，所以我们常说，湿气是万病之源。如果再往前推一步，造成我们体内湿气重的原因无非是我们不好的生活习惯和不重视平日养生调理的重要性。也许，在湿气面前，没有人能独善其身，我们都难以摆脱湿气的困扰。但是如果明明知道自己湿气重的问题，却不注意调理，任其发展下去，等待我们的只有疾病之痛。

3

美人有卧蚕，你只有脾虚造成的眼袋

这世界上，有卧蚕的人不多，但是有眼袋的人却不在少数。虽然卧蚕和眼袋看起来有点像，但是我们都能一眼区分出来。因为有卧蚕的眼睛是精神的，卧蚕下面的脸也是清清爽爽的；而有眼袋的眼睛往往是无神的，眼袋下面的脸也是油腻无光的。

⊙ 卧蚕——青春可爱的代名词

卧蚕是紧邻下睫毛的眼缘，宽约 4~7 毫米的带状隆起物，是眼轮匝肌发达的表现，看上去像趴在下眼睑边缘的蚕宝宝，在微笑或眯眼时尤为明显，有修饰美化的作用，能让眼睛看起来更大、眼神更灵动。

⊙ 眼袋——年老油腻的象征

眼袋跟卧蚕的位置虽然相近，但是眼袋的位置距离下眼睫毛较远些，不管在什么表情下，眼袋都是特别明显的存在，容易给人衰老、憔悴的感觉。

卧蚕和眼袋的根本区别当然在于其组织。卧蚕之所以美和灵气，是因为卧蚕的组织质地是蛋白质，它是紧致而有弹性的；而眼袋之所以衰颓憔悴，是因为眼袋的组织质地是脂肪，它是松散下垂的。

人人都想要卧蚕，但无奈现实是镜子会诚实地告诉你：对不起，你的这个是眼袋。镜子没告诉你的事情，老中医会诚实地告诉你：你的脾可能不太好。

这时候，也许你会摸摸按按腹部左上角，表示怀疑，我的脾并没有什么问题。注意，中医讲的"脾"指功能概念，是五脏之一，位于中焦，居膈的下面，其主要生理功能是主肌肉、主运化和统摄血液。除了眼袋，如果你还有容易疲劳、不能持重、大便不成形的感觉，那你可以确定自己有脾虚的问题。

之所以出现眼袋，是因为面部肌肉无力，表情肌就会松垮下垂；容易疲劳，是因为肌肉无力；而骨骼肌张力不足，就会造成不能持重的问题；肠道肌肉力量不足，就无法正常地为未消化吸收的食物残渣塑形，造成大便不成形的问题……我们体内所有与肌肉有关的问题几乎都和脾有关。其实，眼袋的出现还跟人的年龄有关，它也是衰老的一种标志，因为年龄的增加导致眼部的皮肤和肌肉松弛从而产生眼袋。但是很多年轻人年纪轻轻，就有了眼袋，如果不是遗传问题，那一定是脾虚的问题。

脾的运化能力弱，使得本该排出身体的废物滞留在体内，比如人体内没有代谢掉的多余脂肪、没有经脾的运化蓄留在体内的多余水液，使身体显得身材臃肿、面容水肿。所以，我们眼袋严重的人一般都是这种虚胖的状态。

⊙ 如何解决眼袋的问题?

可能大多数人都会想到整形医院。的确,现在整形技术发达,想要去掉眼袋,都无须动刀,微创手术就可以解决,安全、高效且成本低。但是,你要知道,整形解决眼袋问题只是治标不治本,即使短时间内去掉了眼袋,过一段时间眼袋这个"老朋友"又会光临惠顾。

想要去掉眼袋的唯一办法是健脾,健脾的药物都是使皮肤紧致有弹性的"紧致剂"。推荐食用参苓白术丸、茯苓糕和葛根等药物,其中参苓白术丸具有健脾益气的功效,能有效治疗体倦乏力、食少便溏的问题;茯苓糕是闽南民间传统手工食品,具有健脾渗湿、宁心安神的功效;而葛根入脾经,有生津止渴、升阳止泻的功效。通过健脾,使脾的功能恢复正常,提高身体代谢率祛除湿气,还可以增加身体的肌肉托住多出来的脂肪,这才是根治眼袋的有效方法。

4

脱发、月经不调、不孕、孕吐严重，"油腻女"需要注意的生活细节

所谓中年油腻，不只是男人中枪，女人也难逃宿命。油腻是很多中年人的宿命，轻则长痤疮、头发容易出油，重则皮肤油腻暗沉、脱发、身材肥胖。而且，由于现代人的生活习惯问题，油腻也不只是中年人的特权了，越来越年轻化。毕竟摆在我们面前的事实是，很多年轻人已经在面临发际线后移、秃顶、身体偏胖的问题了。

其实油腻只是外在表现，追其原因，人们往往会把油腻归因于生活压力大、焦虑心理、内分泌失调等。但如果从中医的角度切入，你会发现最根本的问题还是体内湿气太重。体内湿气太重，不止会导致外观看起来油腻，还会影响身体健康，有可能还会间接影响女性的生育问题。

之所以说是间接影响，是因为湿气重是底层的原因。造成女性不孕症问题的直接原因很多，比较常见的有两种。

⊙ 多囊卵巢综合征

多囊卵巢综合征是育龄期妇女一种常见复杂的因内分泌及代谢异常所致的疾病。卵巢内的卵泡不能正常发育成熟，造成其无法正常排卵。针对这一情况，卵巢会持续产生一种不成熟的囊状卵泡，致使卵巢呈多囊性增大，这也是多囊卵巢综合征这一病症名称的由来。其主要临床表现为月经不调、不孕、多毛或痤疮。在中医来看，这种病是因为痰湿妨碍了血液的正常运行，导致月经不调甚至不孕症。

⊙ 输卵管积液

输卵管积液指的是女性输卵管内出现了积液，从而影响了卵细胞的正常排放，这也就影响了女性的正常受孕。身体湿气重是导致输卵管积液的原因之一，因为体内湿气过重，造成水液在输卵管中蓄留，导致输卵管积液或积水，严重的甚至会阻塞输卵管。

因为体内湿气太重，引起多囊卵巢综合征或输卵管积液，进而造成女性朋友的不孕症。关于这种分析，中医早就有了论述，金元时期名医朱丹溪所著《丹溪心法》中就记载过："若是肥盛妇人，禀受甚浓，恣于酒食之人，经水不调，不能成胎，谓之躯脂满溢，闭塞子宫，宜行湿造痰，用……导痰汤之类。"

万全在其所著《万氏妇人科》中也指出："惟彼肥硕者，脂膏充满，元宝之户不开；挟痰者，痰涎壅滞，血海之波不流。故有过期而经始行，或数月经一行，及为浊、为滞、为经闭、为无子之病。"

其实，在生育方面，湿气重不止会导致不孕症，还容易引起其他问题。比如：体内湿气较重的女性朋友在怀孕期间容易吐得更厉害，而且还容易把湿气重的体质遗传给孩子；妊娠时，因体内湿气重而身材肥胖，加上小腹赘肉多，有可能导致产程长，严重的会有难产的危险。因此，女性朋友们最好在备孕时期就把身体调养到相对较好的状态，这样不仅容易怀孕，还能减轻自己怀孕、妊娠期间的痛苦，也能给下一代的身体打好基础。

如果备孕的女性朋友存在以上问题，也无须焦虑，最好的治疗方法是配合西医的激素治疗，可以快速调整失调的内分泌系统，使其恢复正常。与此同时，辅以中药治疗，在化痰湿即化油腻的基础上活血调经，减轻体重。不管是通过药物还是其他方法，双管齐下，同时监控激素水平的变化，就会发生很好的改变。

5

抑制痛风，"油腻男"宜常饮用此物

油腻虽然不是中年男性的特权，但是痛风真的偏爱中年男性，尤其是 40 岁以上的中老年男性。主要原因是，相对于女性，男性在饮食上多偏好喝啤酒、吃海鲜等，而啤酒和海鲜都属于高热量性食物，里面含有大量的嘌呤，经过肾脏代谢困难，容易诱发痛风。

⊙ 什么是痛风？

痛风是一种代谢性风湿病，是指人体血液中尿酸浓度过高，超出正常范围的尿酸不能溶解，只能析出，以结晶的形式沉淀在组织上，特别是组织相对疏松的关节附近，引起关节疼痛。痛风患者经常会在夜晚出现突然性关节疼，发病急，关节部位出现严重的疼痛、水肿、红肿和炎症，疼痛感慢慢减轻直至消失，持续几天或几周不等。

早在公元前 5 世纪，希波克拉底就记载过关于痛风（gout）的临床表现。"gout"一词源自拉丁文 guta（一滴），意思是一滴有害液体造成关节伤害，痛像一阵风，来得快，去得也快，故名痛风。

在我国古代，痛风多发于帝王将相；在古代欧洲，痛风首发于欧洲的宫廷。这种巧合是不无道理的，因为统治阶级生活比较滋润，物质条件优厚，海鲜、肉吃得太多。而海鲜、肉都属于高嘌呤食物，尿酸是嘌呤代谢的终端产物，食入太多高嘌呤食物，造成体内尿酸过多或者无法排泄，导致高尿酸血症。随着生活水平的提高，痛风越来越平民化。痛风已经成为了和糖尿病一样的肥胖并发症。

⊙ 痛风与湿气的关系

痛风与体内湿气重还是有一定关系的，因为它是一种代谢类疾病，也是一种肥胖并发症。其实，长期高尿酸血症也不一定会发作痛风。临床试验证明，只有约 10%~20% 的高尿酸血症患者会发生痛风。但是如果长期高尿酸血症患者体内湿气重，受凉受湿以后，体内尿酸溶解度下降而无法排泄，就会导致体内尿酸剧烈波动而发生痛风。因此，痛风患者一定要注意，不要受湿受凉，要注意身体局部保暖。

对于痛风患者来说，服用治疗痛风的药物，只是能缓解痛风症状的方法。像糖尿病一样，痛风会长期存在于患者的生活中，不可能治愈。因此，尤其对中年男性来说，做好痛风的预防是很有必要的。要想有效预防痛风，避免痛风的发生和发作，关键还是要从日常生活中入手。

首先，保持低嘌呤饮食，多吃碱性食物，比如蔬菜、水果、牛奶等。避免暴饮暴食和酗酒，控制好体重和身材，多喝水，每天饮水量不少于 2000 毫升。其次，注意不要让自己的身体受凉受潮，避免剧烈运动、过度疲劳和精神紧张，穿舒适的鞋，保护关节，防止关节损伤。最后，慎用影响尿酸排泄的药物，如某些利尿剂和小剂量阿司匹林等，防治伴发病，如高血压、糖尿病和冠心病等。

6

身体有湿气，为什么皮肤反而干燥？

相信女性朋友们应该都清楚，皮肤有干皮、油皮、混油皮、混干皮和敏感皮肤等类型。在这些皮肤类型中，不管是油皮还是干皮，都是皮肤处于缺水、干燥状态的一种表现。

说到这里，湿胖的女性朋友们就有问题了，为什么身体内部湿气那么重，皮肤还会这么干燥缺水呢？因为依我们常识看来，皮肤干燥、缺水，那一定是体内干燥、阴虚津亏，而现代中医对应皮肤干燥的治疗方法也多以"滋阴润燥"为主。

但是，事实上，皮肤干燥的病因病机并不单纯，看似对立的"湿气重"与皮肤干燥之间存在着紧密的联系，甚至有可能湿气重就是引起皮肤干燥的重要原因。这一点清代周学海在其所著《读医随笔》中就有论述："燥湿同形者，燥极似湿，湿极似燥也。"

⊙ 皮肤干燥问题是如何产生的？

中医认为人体是一个有机的整体，"有诸内者，必形诸外"，即解决皮肤干燥的问题必须先从内调理，由内达外。为了从根本解决皮肤干燥的问题，我们可以先由表及里进行倒推分析，具体分析如下。

第一步：津液不布引起皮肤干燥

正常情况下，皮肤之所以能润泽紧致是因为有津液血气的滋养，津液的输布全靠气的升降出入运动，脾气散精、转输，肺气宣发肃降，肾中精气蒸腾气化，才能使得津液输布全身，皮肤得到充分滋养。而一旦人体三焦气化失司，气机运行不畅，水润输布失常，也会引起津液无法被充分输送到肌表发挥濡养作用，引发皮肤津液相对不足，出现皮肤干燥的问题。

第二步：湿浊内蕴导致津液不布

湿浊内蕴是导致津液不布的重要原因之一。湿气具有黏腻重浊的特点，属阴邪，湿浊内蕴会阻遏气机、损伤阳气。一般处理湿浊内蕴的问题，应该先从"健脾利湿"入手进行调理。

第三步：湿气重缘于阴虚津亏

如果人体出现阴虚津亏的问题，则津液不足，津液的循环运行自然缓慢。再加上因为阴虚而产生的内热又会灼伤津液使之变得黏稠，加剧了津液运行缓慢的问题。久而久之，津液内停的部分就会产生湿浊之气，形成了阴虚夹湿的证候。结合第二步分析来看，湿气重可以致使皮肤干燥问题，而人体内燥郁又是促使湿气重的重要因素。

脾喜燥而恶湿，人体内湿气重

> **POINT**
>
> 对付皮肤干燥，要以"滋阴润燥"为主。

最易影响脾胃功能，而胃又被称作"仓廪之官"，脾可以运化水谷精微，为气血生化之源。如果脾被湿气困扰，则水谷精微不能被充分吸收，导致阴血津液来源不足，进而导致阴虚津亏，这又促使了燥郁问题的产生。

所以，虽然从表面上理解，湿气和阴虚津亏是具有矛盾性的病理现象，事实上，在实际的疾病进程中，二者可以互相促进产生，这也就是临床上所谓的"阴虚津亏与湿浊内蕴并见"的复杂病理现象。

⊙ 医生并不认可通过护肤品外部补水

一直以来，医学上比较认可的护肤流程都是清洁—保湿—防晒。那么，每天早晚的补水呢？都出现皮肤干燥的问题了，还不需要补水吗？

对此，医生的答案就是，他们并不认可通过护肤品外部补水。所谓"补水"，不过是护肤品商家制造出来的营销噱头。因为通过护肤品外部补水，本身就有三大漏洞。

首先，补充的水分很容易蒸发流失掉。敷面膜补水就是比较典型的一个例子，敷面膜的时候，人们有一种脸上每个肌肤细胞都喝满水的感觉，但是撕下面膜半个小时以后，补到皮肤表层的水分都蒸发流失掉了，人们就会感觉皮肤紧绷、起皮，甚至瘙痒。

其次，并不能真正解决皮肤干燥的问题。皮肤干燥是更深层的原因引起的，外部补水只是暂时起作用，并且治标不治本。

最后，有可能会引发皮肤问题。经常给皮肤外部补水容易造成皮肤过度水合，使皮肤变成敏感肌，容易引发炎症。

⊙ 如何解决皮肤干燥的问题？

• 适当地温补脾气，食用一些健脾利湿的茶方，或者服用一些健脾利湿的药物。使脾恢复到正常的功能状态，也能提高身体代谢率。

• 适度运动，每天运动 40 分钟以上。通过强健自身体质，增强身体能量，增长体内阳气，加快全身上下的气血运行，疏通体内淤堵之处。通过发热出汗，可以将体内深处的湿气渐进通过汗液排出，久之，体内气血运行通达，脾胃运化功能增强，皮肤也变得紧致湿润。

不管是采用以上哪种方法，只要祛除体内瘀堵的湿气或其他废物垃圾，体内气血就能充足通达，皮肤就会变得水润细腻，最重要的是，脸上会很有气色，那才是任何化妆师都化不出来的最美妆容。

第 3 章

了解湿气在体内
哪里淤积了，
才能无湿一身轻

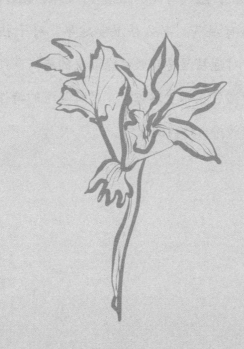

湿气积聚在一起，形成痰湿；湿气与热邪相结合，则形成湿热；湿气与寒邪相结合，形成寒湿；湿气与风邪相结合，形成风湿。如果体内有湿气，那么祛湿要趁早。对于祛湿来说，对症祛湿是有效祛除湿气的前提条件，搞清楚湿气在哪里堆积了，了解湿气的特性，才能有效排出体内的湿气。

1

痰湿：面部出油、腹部肥满、舌苔厚腻

中医治病时经常说到"顽痰怪症""怪病责之于痰""痰生百病""百病皆为痰作祟"等等，很多奇奇怪怪的疑难杂症可能都与痰有关。中医认为，痰湿体质与糖尿病、高血压和代谢综合征高度相关。

痰湿体质个体主要有如下特征：面部油脂分泌多、面色晦暗、面部和眼睑浮肿、多汗且黏稠、胸闷、多痰、腹部肥满、容易疲倦、四肢沉重、舌苔厚腻和滑脉等，对梅雨季节和潮湿环境适应能力差，易患湿证。

⊙ 痰湿体质形成的主要原因

● **先天遗传因素。**这就是中医中提到的"先天禀赋"。父母的体质特征往往能给后代带来很大的影响。如果父母素来就是痰湿体质，那么后代的痰湿就会与之俱生，表现为痰湿体质。这是痰湿体质形成的内在原因。

● **饮食不节制。**现代人的物质生活丰裕，人们普遍存在各种不良的饮食习惯，其中最常见的是饮食无规律、无节制、爱吃生冷和肥甘厚味的食物。因为吃得过多、过油、过甜，造成身体营养过剩，脾胃运输转化功能相对不足，进而造成水湿停聚，湿浊内蕴，聚湿生痰。

● **生活环境中接触外部湿气过多。** 比如在比较潮湿的地方居住生活，或者从事的工作要求经常碰水，或者淋雨，或者在多雨潮湿的夏季等等。接触外部湿气过多，过多的湿气侵入体内，并在体内聚集，运化不出去，湿气久而聚之则成痰。

● **缺乏运动。** 久坐一族缺乏运动，脾胃功能变差，体内的水湿难以运化出去，致使水湿内停，聚在一起，产生痰湿。

痰湿体质之所以与糖尿病、高血压和代谢综合征高度相关，是因为体内产生痰湿，会造成血液中胆固醇、甘油三酯、低密度脂蛋白和血糖指数的增高。针对痰湿体质的基因表达谱研究还表明，痰湿体质个体存在患动脉粥样硬化的风险。因此，体内一旦有痰湿，一定要高度重视，若任由其发展下去，可能就会产生结节、囊肿、肌瘤或肿瘤，严重危及身体健康，影响正常生活。

⊙ 痰湿体质自检

如果你还不了解自己的体质，可以根据以下痰湿体质个体的特征，对比自己对应的症状或特征，进行自我检查，以早日祛除痰湿，防患于未然。

● 一般情况下体形较胖，腹部肥软，四肢容易出现水肿，按之凹陷。关节易疼痛、麻木，下肢困重，小腿浮肿。平时容易出汗，出汗后肢体发凉。

• 面部皮肤和头发容易冒油，面色淡黄发暗，经常有眼袋。口唇色淡，口中黏腻，容易有口臭；很少感觉口渴，经常忘记或者不想喝水。舌苔淡红滑腻，舌体胖大，舌边有齿痕。

• 喜欢吃甜食冷饮，爱吃肥甘厚味，平时吃饭口味比较重，喜欢吃烧烤，好饮酒。胃肠消化功能不好，吃凉东西会胃胀、胃痛。

• 大便比较多，不成形，容易黏马桶，夜里小便次数多，尿量多且颜色浅。

• 身体容易酸乏无力，慵懒不好动，容易疲惫困倦，白天嗜睡，夜晚睡眠不实，睡觉时容易打鼾。

• 体检报告中，胆固醇、甘油三酯、低密度脂蛋白和血糖指数都比较高。

⊙ 痰湿体质调理方法

体内的痰湿凝滞，很难祛除。想要正确有效地祛湿，不仅要按照中医辨证分型，还应该从方法上下功夫，只有方法对了，祛除痰湿才能起到事半功倍的效果。

◇ 三大化痰奇穴

支正穴

属手太阳小肠经。所谓支，是指像树的分支一样的脉络；所谓正，是指气血运行的道路正。其穴名是指小肠经气血大部分循小肠经本经运行。支正穴可以强化小肠的功能，提高小肠化解凝滞痰湿的能力。

取穴位置　在前臂背面尺侧，当阳谷与小海的连线上，腕背横纹上5寸。

按摩　用拇指指腹按揉支正穴穴位，注意按压时力度要适中，每次按摩5分钟，每天按摩2次。

艾灸　艾条灸5~15分钟；艾炷灸时间3~5壮（即燃尽3~5个花生米大小的艾炷）。

刮痧　刮至微微发红或出痧即可。

丰隆穴

丰隆穴是足阳明胃经的络穴。所谓"丰隆"，即丰满而隆起。从字面意义上看，丰隆穴是指足阳明胃经的气血在此汇聚。丰隆穴是化痰祛湿的要穴，不管是有形的痰还是无形的痰，都能化解。

取穴位置　位于小腿前外侧，外踝尖上8寸，距胫骨前缘两横指。

按摩　拇指对准穴位旋揉按压100~200次，约3~4分钟。

艾灸 可以用艾条悬灸或者艾灸贴直接敷贴，艾条悬灸每次10~15分钟，艾灸贴直接敷贴6~8小时，每日一次。

刮痧 用面刮法从上往下刮拭丰隆穴，5~10分钟，隔天一次。

膻中穴

膻中穴属任脉，是足太阴、少阴，手太阳、少阳，在任脉交会之处。所谓膻，为羊臊气或羊腹内的膏脂，在这里是指穴内气血为吸热后的热燥之气。所谓中，与外相对，在这里指穴内。膻中的意思则是指任脉之气在此吸热胀散。膻中穴具有理气、活血通络，调节神经功能和消化系统功能等功效。

取穴位置 位于两乳头之间，胸骨中线上，平第四肋间隙。

按摩 两手作护胸状，用两手的食指、中指、无名指的指肚由下至上按摩膻中穴 17 次。

艾灸 艾炷灸时间 5~7 壮；艾条灸 10~20 分钟。

刮痧 用刮痧梳自上而下缓慢刮拭下半段胸骨。但要注意，刮拭时，动作要慢，疼痛感不要太过强烈。

◇ **食疗茶饮方**

---- **党参白术茯苓粥** ----

材料 党参20克，白术20克，茯苓20克，大米50克。（2人份）

做法 将党参、白术、茯苓一同放入锅中，加清水煮沸后，文
火熬成粥，加入适量的盐调味即可。

适用范围 适合脾虚夹湿人群，常见表现为倦怠乏力，大便溏稀，
食欲减退，神疲懒言，食后腹胀，脘腹隐痛，遇劳而
发，口淡不渴，面色萎黄，排便无力，舌淡或伴齿痕、
苔薄白。以上三者搭配服用可以起到健脾祛湿的作用，
适合脾虚夹湿人群日常调理服用。

陈皮普洱茶

材料 陈皮5克，适量普洱。（1人份）

做法 开水冲泡饮用。

适用范围 适合痰湿人群，常见表现为面部皮肤油脂较多，多汗且
黏，胸闷，痰多，口黏腻或甜，舌淡红，舌苔腻。

山药芡实粥

材料 鲜山药30克，芡实10克，薏苡仁20克，糯米50克。（2
人份）

做法 鲜山药洗净切片，芡实、薏苡仁、糯米洗净，加水适

量，用火煮沸，文火熬至饭熟粥稠。

适用范围　对有糖尿病倾向的人，经常口渴、口干、易饿、发胖及气虚的人非常有益。

赤小豆山楂薏仁粥

材料　赤小豆 50 克，薏仁 50 克，白扁豆 20 克，茯苓 15 克，生山楂 20 克，粳米 100 克。（2 人份）

做法　除粳米外，其他材料放入锅中浸泡 30 分钟；粳米洗净，倒入浸泡食材的锅中，加适量清水，大火煮沸 10 分钟后改小火煮 20 分钟即可，趁热食用。

适用范围　对于痰湿体质兼有心神不安、食欲差等症状有较好作用。

注意事项　脾胃虚弱、胃酸过多者禁食此方。

2

湿热：口唇较红、口干口臭、易生痤疮

前面我们提到六淫包括风、寒、暑、湿、燥、火（热），六淫中的"湿"和"热"两邪同时侵入人体，或同时存在体内的病理变化。久而久之，湿热之气蕴结于体内，脏腑经络运行受阻，形成湿热体质，引起湿热证。

⊙ 湿热体质形成的主要原因

湿热体质是湿热病证发病与否的重要因素，与季节气候、地理环境、饮食生活、脾胃失健、情志等因素有密切关系。

◇ 季节气候因素

从季节看，湿热症的发生和流行，有一定的季节性，基本上都是在夏季。尤其在夏末秋初，天暑地湿，湿热交蒸。人们经常冒雨涉水或久卧湿地，感受湿邪，郁久化热，形成湿热体质，或导致湿热病的发生和流行。正如清代吴塘在《温病条辨》所说："湿温者，长夏初秋，湿中生热，即暑病之偏于湿者也""温者热之渐，热者温之极也。温盛为热，木生火也。热极湿动，火生土也。上热下湿，人居其中而暑成矣。"在现代，夏季气候潮湿，再加上全球气候变暖的趋势，湿热体质较过去形成得更多，更容易导致湿热病的发生和流行。

◇地理环境因素

东南沿海地区潮湿，气候温热，四季湿气均较重。尤其是每年的 3~5 月，也就是我们常说的"梅雨天"，天气渐热，暑热渐盛，与湿气胶结，侵入人体，更易致湿热为患。所以，在东南地区人群中，湿热体质较为多见，湿热病的发病率比较高。清代叶天士在《外感温热篇》中便提到过："吾吴湿邪害人最广。"

◇饮食生活因素

随着生活水平的提高，饮食结构的改变，人们实现了饮食自由。但是这也产生了一些负面问题，比如很多人喜欢吃肥甘厚味，或者酗酒过度，导致脾胃受伤，湿热内生。而且肥甘厚味，本来就有生湿助热的特性，酒本身也有"气热而质湿"的性质。就这样形成了湿热体质，甚至导致湿热病的发生。

◇脾胃失健因素

脾主运化，是水湿运转的枢纽。即便如此，很多人仍然常做一些伤害脾胃的事情，使得脾胃功能不强，进而导致脾胃的运化功能失常，造成水湿内停，湿阻日久化热，而成湿热之证。

◇情志因素

所谓"脾在志为思""思则气结",张景岳也说过"但苦思难释则伤脾"。那么过度思虑是怎么伤到脾的呢?首先,情志不畅会影响肝的疏泄功能,而肝的正常疏泄是脾升胃降、协调脾气健运的重要条件,类似于"土得木而达"的情况。肝失疏泄,气机调畅失常,脾升胃降失调,脾失健运而生湿,湿郁化热,体内湿热之气积聚凝滞,引起肝胆湿热或脾胃湿热。

⊙ 湿热体质自检

是否为湿热体质,对照着自己的身体情况和下列症状条目,检验一下便可知道:

●面色发黄、发暗、油腻,脸总像洗不干净。牙齿比较黄,牙龈比较红,口唇也比较红。脸上容易生以脓包为主的痤疮,红肿疼痛较明显。

●口干、口苦且口臭。身体多肥胖,汗味大、体味大,容易腰酸背痛,肌肉疲劳酸重。

●皮肤容易出现疮疖、湿疹、脓肿疮疡,易得皮癣、脚癣、体癣等癣症,男性多阴囊潮湿,易得湿疹,女性经常外阴瘙痒,白带较多,色黄、黏稠、有异味。

●脾胃湿热,则脘闷腹满,恶心厌食。大便黏稠或黏滞不成形,臭味难闻,小便短赤,颜色黄,异味大。

●情绪上容易紧张、压抑、焦虑、发怒。睡眠多梦,睡而不实,容易早醒。

⊙ 湿热体质调理方法

　　湿热体质是一种较为常见的体质。要改善湿热体质，必须谨记一个调理原则，那就是改变不良生活起居习惯，如果不改变自己的不良生活习惯，用再厉害的灵丹妙药都无济于事。

◇起居调理

　　湿热体质以湿热内蕴为主要特征，这不是一朝一夕出现的问题，因此需要长期坚持良好的生活习惯。起居方面，不要长期熬夜或者过度疲劳。要保持二便通畅，防止湿热郁聚。注意保持个人卫生，勤换洗衣物，勤晾晒被褥，防止产生皮肤病变。家里保持环境整洁，每天通风起码半个小时，以保持室内空气流通，人也能住得清爽舒服。烟酒方面，一定要改正不良嗜好，戒烟戒酒，如果不能做到戒酒，那起码也要对酒进行自我限制。

◇运动锻炼

　　湿热体质个体适合做高强度、高运动量的锻炼，比如中长跑、游泳、爬山、各种球类、武术等。既可以将体内多余的热量消耗掉，也能将体内多余的水分排泄出来，起到清热祛湿的效果。另外，如果身体条件允许，还可以在中长跑中加入力量练习来进行锻炼。

◇ 改善湿热体质的穴位经络

> 阴陵泉穴 ·····

阴陵泉是足太阴脾经上的合穴,五行属水。其中,阴是指水;陵是指土丘;泉则指水泉穴。阴陵泉的意思是指脾经地部流行的经水及脾土物质混合物在本穴聚合堆积。《百症赋》中说:"阴陵、水分,去水肿之脐盈。"阴陵泉有清利湿热、健脾理气、益肾调经、通经活络等作用。

取穴位置 位于小腿内侧,膝下胫骨内侧髁下方凹陷中。

按摩 拇指指端放于阴陵泉穴处,先顺时针方向按揉 2 分钟,再点按半分钟,以酸胀为度。

艾灸 可采用艾条悬灸的方法,将点燃的艾条置于距离穴位皮肤 3~5 厘米处,以穴位局部感觉温和为度,悬灸约 20 分钟,每日灸 1~2 次。

刮痧 从上向下刮拭。

> 肝胆经 ·····

肝胆经是我们人体非常重要的经络,肝胆经疏通与否关系到身体是否健康。一旦肝胆经不通了,就会造成肝气郁结,肝气受到影响,脾胃就会功能失职,人体内就容易产生湿气。

胆经的位置大致在手臂下垂时,裤线上的手指部位。因为胆经的穴位都在皮肤下面的肌肉层，并不在皮肤表面，所以敲打的时候，力度要能渗透到肌肉里面去。只有用这样的力度敲打，效果才会很明显。

肝经的位置简单来说就是沿着大腿内侧，由大腿根部到膝盖附近这条线。每天睡觉之前，用手掌根从膝盖推到大腿根部附近，把这条肝经的位置推 300 下。推的时候可以沾一点肥皂或油脂的东西润滑一下，以免擦伤皮肤。在大腿内侧根部多做按摩，最好顺着大腿往复式推揉。如能忍受疼痛，四指并拢，用第二关节"刮推"效果更明显。

每天凌晨 1~3 点，是肝胆经经气最旺的时刻。在这段时间，肝脏正忙碌地帮你排毒。如果这个时候你还没入睡，而是在熬夜，本该全力排毒的肝脏就不得不分出一部分精力来帮你把气血输送到眼睛和脑部，那么排毒的精力就不足了，毒如果排不出去就会淤积起来。长期如此，各种妇科疾病，比如月经中有血块、月经不调、闭经、卵巢早衰、阴道炎等就可能找上门来。

◇ 食疗茶饮方

----- 冬瓜木耳汤 ------------------------------------

材料　冬瓜 300 克，木耳 200 克，葱适量。（2 人份）

做法　锅中水烧开，将去皮、清洗干净并切片的冬瓜和清洗干净并切碎的木耳倒入锅中，盖上锅盖，继续焖煮5~10分钟左右，直至冬瓜焖煮熟，筷子能轻轻戳入，调入半勺食盐和少许鸡精，倒入香葱碎，搅拌均匀即可熄火；不减肥者可以在出锅前滴几滴香油。

适用范围 冬瓜木耳汤能清凉生津、利尿消肿，可促进肠道蠕动、促进排便，帮助减轻体重，适用于体质偏湿热的超重、肥胖类人群。

注意事项 因冬瓜性凉，脾胃虚寒者长期服用需慎重。

茯苓麦冬小米粥

材料 茯苓 15 克，麦冬 15 克，小米 100 克。（2 人份）

做法 茯苓和麦冬放入锅中，加适量清水煎煮成浓汁，去渣留汁备用；小米洗净，倒入锅中，加适量清水，大火煮沸后倒入药汁，改小火继续煮 30 分钟即可。可做主食，每日食用两次。

适用范围 对脾虚湿热兼有心阴不足、心胸烦热、惊悸失眠、口干舌燥等症状有很好的改善效果。

四豆汤

材料 绿豆、赤小豆、黑豆、白扁豆各 30 克，生甘草 10 克。
（3~4 人份）

做法 将上述材料洗净，浸泡 1~2 个小时，然后一起放进瓦煲内，加入清水 2500 毫升，以武火煲沸后，改用文火煲两个小时，添加少量冰糖即可品尝（亦可不放糖），放凉后可代茶饮。

适用范围 夏季暑热口渴、小便不利、身肿、食欲不佳、烦热不眠等症状。

3

寒湿：四肢酸重、食欲不振、大便黏滞

中医认为，寒湿不仅是一种证候，也是一种致病因素，容易阻遏气机运行，损伤阳气，伤遍全身。当身体为寒湿所困，就会出现困倦头昏、身体发沉、四肢酸重、食欲不振、大便黏滞不爽等诸多症状。

⊙ 寒湿体质形成的主要原因

除去先天因素，寒湿体质形成的后天主要原因跟湿热差不多。只是不同的是，与湿气一同侵入体内的是寒气，而非热邪，其所产生的症状也与湿热不同。寒湿的产生与不良的生活方式有关。

• **吃太多的生冷食品。**尤其夏季，人们贪凉，爱吃各种生冷食品，如冰淇淋、冰镇饮料，却不知道湿气和寒邪会直接攻击位于中焦的脾阳，引起脾虚湿盛。

• **外感寒邪。**春寒料峭时节，一些爱美女士过早卸下冬衣，穿上薄丝袜、短裙。天气稍微暖和，露脐装、露背装上阵。天气炎热的夏季，吹空调时间过长或空调温度过低。要知道，小腹为元气中心，腰为肾之府，颈背上的督脉为一身阳气之总管，这些身体部位或穴位很容易受到寒邪袭击。

• **久坐不动。**《黄帝内经》中早就说过："久坐伤肉。"这里的"伤肉"其实伤的是脾，因为脾主肌肉，主运化水湿，缺乏运动可引起脾气亏虚、水湿不化、聚湿生痰，滋生出寒湿体质。

⊙ 寒湿体质自检

寒湿和湿热都具有脾虚湿盛的特点，表现为食少腹胀、肢体倦怠、头身困重、大便黏滞等，但寒湿和湿热二者又有所区别，其中比较明显的区别有以下三处：

◇舌苔

寒湿体质个体多舌质淡，水滑苔或苔白腻、白厚；湿热体质个体多舌质红，苔黄或黄腻、黄厚。

◇二便

寒湿体质个体多大便溏泻或不成形；湿热体质个体大便多黏滞不畅或干结。寒湿体质个体多尿色较淡；而湿热体质个体多尿黄。

◇饮食喜好

寒湿体质个体通常喜欢热饮，进食生冷的食物后容易出现多种不适；湿热体质个体通常喜欢冷饮，爱吃较凉的食物。

⊙ 寒湿分五级，调理方法各不同

按照身体所表现出来的症状不同，寒湿可以分为五级，大家应根据自身的体质状态进行辨别和调理。

◇一级寒湿

多在表皮，主要表现为皮肤瘙痒、湿疹、湿疮等，感受寒邪或湿气后瘙痒多加重。这是因为外感寒湿邪气会使气血运行受阻，肌肤不能荣养，故会出现皮肤瘙痒等问题。

一级寒湿调理起来相对比较容易，只要注意日常饮食起居即可。饮食上推荐吃海带薏米冬瓜汤，可以有效清热解毒、祛湿健脾、缓解肌肤瘙痒。起居环境方面，建议保持居住环境干湿适宜，保持通风。在空气湿度较大的情况下，建议打开空调的除湿功能，以保持室内空气流通和相对适宜。

◇二级寒湿

多在肌肉，主要表现为酸困累乏、腰酸乏力、关节酸重等症状。中医认为，脾主肌肉，脾气虚弱，则其无力运化水湿，造成寒湿内困，就会出现肌肉、腰膝等酸困无力的症状。同时，脾虚失运，面色也会萎黄、精神疲惫、体倦乏力。脾胃功能差，还会食少乏味或食后胀气。体内寒湿凝滞，较易出现四肢欠温、气短怕冷、形体肥胖等问题。

调理二级寒湿的重点在于健脾。饮食上，不要吃生冷油腻的食物，不过度饮食，适当吃些健脾的食物，比如山药、小米、莲子肉、桂圆、陈皮、芡实、白扁豆等，可以煮粥食用。如果脾虚湿困的症状较为明显，可以服用参苓白术散等中成药来温阳健脾、祛寒化湿。

◇三级寒湿

多在骨骼，主要表现为肩周炎、颈椎病、腰痛、关节炎等常见疾病。寒湿之气凝滞，留在关节骨骼等处，就会造成骨骼关节处疼痛不适，而且这种疼痛不适，在寒湿天气或秋冬季节就会加重。

应对三级寒湿，首先，这类人群在雨天、气温较低的天气，尽量减少外出。万一不慎淋雨，要及时更换衣物，以免加重体内湿气。其次，平时洗完澡后要充分擦干身体，吹干头发，经常开窗通风，保持房间干燥。最后，这类人群还可以按需选取重要穴位进行按摩、热敷、艾灸、拔罐等，临床常选用足三里、阴陵泉、丰隆、脾俞、肾俞等穴位。无明显活动受限者，还可以常做八段锦活络筋骨。需要注意的是，以上理疗方法最好去医院请医生操作，不要在家自行操作。

◇四级寒湿

多在脏腑，主要表现为畏寒肢冷、腹痛腹泻、周身浮肿、月经不调、带下淋漓等症状。寒湿内困，致使脾肾阳气受到伤害。

所以，调理四级寒湿，应该以补脾益肾为主。调理方法为服用参苓白术散配合金匮肾气丸。日常饮食方面，可以常吃山药薏米茯苓粥来辅助调理，其配料有炒山药 50 克、炒薏米 30 克、茯苓 30 克、粳米 150 克，这款粥有健脾益气、祛湿升阳之功效。如果寒湿不适症状较为严重，建议及时就医，服用中药方剂治疗。

◇五级寒湿

中医认为，寒湿内蕴，日久化痰成瘀，成为痰瘀互结之证，此类寒湿体质易患结节、囊肿、肌瘤、息肉等，即使通过手术等手段治好，也容易再长或复发。

五级寒湿是情况最为严重的，建议中西医同治，以求治本。这类人群通常免疫力水平低下，所以，日常生活中尤其要注意保护阳气，切勿食用生冷食物，以保护脾阳不受损伤；可以适度运动，但切不可大汗淋漓，否则会加重湿寒。日常保健的话，可以坚持饮用夏草慈姑饮，其做法是取山慈姑、夏枯草各100克，蜂蜜适量，一同煎煮，可以有效帮助身体驱逐寒湿邪气。

4

风湿：畏寒怕冷、全身困乏、眼睛干涩

在六淫"风、寒、暑、湿、燥、火"六种致病因素中，风邪是最主要的致病因素，大多从皮毛侵入人体，具有轻扬开泄、善动不居的特点。一般风邪与湿气结合，易伤人体的下部，多表现为身体游走性疼痛、关节肌肉疼痛、全身困乏、畏寒怕冷等症状，与西医的风湿性或类风湿关节炎相当。

⊙ 风湿体质形成的主要原因

风湿体质形成的主要原因分为外因和内因。其中，外因主要是长时间接触湿冷空气，使得外界的风湿外邪侵入机体而造成慢性损伤，加上日常不良的饮食作息习惯，而导致的机体免疫功能紊乱。而内因则是指先天遗传因素。一般情况下，结合大量临床病例，中医主要考虑的是环境因素。

⊙ 风湿体质自检

风湿邪气侵入体内，首先是皮肤、肌肉关节，继而侵犯内脏，从而引发各种疾病。主要症状表现如下：

• 比较明显且常见的是，关节红肿疼痛，肌肉酸痛，关节僵硬，呈畸形状态。手脚、膝、腰部、后背疼痛、麻木等。

• 容易头痛，头有酸胀、头沉的感觉，眼睛容易干涩。舌红，舌苔薄白。脉沉弦，濡细。

• 身体发热，较易疲乏无力，肢体容易麻木，有的地方有结节，身体较易出现红斑、荨麻疹等。经常食欲不振，大便不成形。

⊙ 风湿体质调理方法

不管是西医的风湿还是中医的风湿，治疗起来都是比较麻烦的。风邪和湿气纠结在一起，在人体内四处流窜，又因湿气迁延难愈，所以需要治疗的病程时间较长，一般还是采用中医调理方法相对好一些。

◇守好"四关"

风湿邪气都是从体表开始侵犯人体的，因此，风湿体质最基本的调理方法就是守好身体的关口，尤其在风和寒湿裹挟在一起的冬末春初时节。

"四关"的说法最初是由金元时期针灸医家窦汉卿提出的，后来由明代著名针灸医家杨继洲进一步注释，收录在其著作《针灸大成》里。所谓"四关"，即为左右两边位于手脚骨缝间的两个合谷穴和两个太冲穴。在此基础上，杨继洲还提出了"开四关以预防疾病"的观点。他提出的"开四关"是指针灸合谷穴和太冲穴，两个穴位是气血出入要道，一气一血、一阴一阳、一升一降，针灸左右两边的两个穴位，可以增强其防御作用。

合谷穴

合谷穴属手阳明大肠经。其中的"合"，是指汇、聚的意思；"谷"则是指两山之间的空隙。合谷穴穴名的意思就是指大肠经气血汇聚于此并形成强盛的水湿风气场，具有疏风解表、宣通气血的功效。

取穴位置　在手背第一、二掌骨间，当第二掌骨桡侧的中点处，也就是我们常说的虎口处。

按摩　用大拇指指尖用力按揉合谷穴 100~200 次。

艾灸　用艾条温和灸 5~20 分钟，每天坚持可治疗面部疾患。

刮痧　用角刮法即倾斜 45° 从上向下刮拭合谷穴，出痧为度。

太冲穴

太冲穴属足厥阴肝经。其中"太"为大的意思，"冲"即为冲射之状。太冲穴穴名的意思则是指肝经的水湿风气在此向上冲行，肝脏所表现的个性和功能都可以从太冲穴找到形质。其功效为调气血、疏肝解郁、降血压、改善心脏供血和缓解胸痛、痛经。

取穴位置　位于足背侧，第一、二跖骨连接部位的前方凹陷处。

按摩　用左手拇指指腹揉捻右太冲穴，有酸胀感为宜，1分钟后再换右手拇指指腹揉捻左太冲穴1分钟。

艾灸 用隔物艾灸仪，左右穴每次各25~35分钟左右；手持艾条，左右穴每次各温和灸10分钟左右。

刮痧 在脚背的大脚趾和二脚趾的趾缝向后的骨缝中的太冲穴区域，从上向下地慢慢刮痧。

◇"垂手可得"的祛风湿穴

所谓"垂手可得"的祛风湿穴即风市穴。风市穴出自晋代葛洪所著《肘后备急方》："治风毒脚弱痹满上气方……次乃灸风市百壮。"归属足少阳胆经，因为其定位的别名"垂手"而得名。其中"风"是指风气，"市"指集市。风市穴穴名的意思是胆经经气在此散热冷缩后化为水湿风气，为下肢风气聚集之处。也正是因为如此，风市穴可主治下肢风证，善于治疗因风寒湿邪侵袭所致脚气、下肢痹痛、中风、半身不遂等病症。

取穴位置 直立垂手，掌心贴于大腿时，中指指尖所指凹陷处。

拍打 家庭保健时，可沿风市穴处及大腿外侧胆经沿线的区域进行拍打。操作时手指要自然并拢、虚掌、腕关节放松，平稳而有节率地拍打风市穴及大腿外侧中线。每次约5~10分钟，每日1~2次。

艾灸 手持艾条悬灸10~15分钟。

◇ 食疗茶饮方

樱桃粥

材料   樱桃100克，粳米100克。（2人份）

做法   先将樱桃洗净后榨汁；将粳米淘洗干净后入锅煮粥，待粥熟后，加入樱桃汁和白糖调匀，再煮一二沸即可。

适用范围   可用于辅助调理风湿性关节炎、类风湿性关节炎。

生姜红糖茶

材料   生姜 5 片，红糖适量。

做法   生姜放入保温瓶中，加入红糖以沸水冲泡，加盖焖 10 分钟，代茶随时饮用。

适用范围   对阴冷引起的风湿疾病有很好的缓解作用，有通经散寒等功效。

鳝鱼汤

材料   鳝鱼 200 克，生姜 3 片，葱白 2 段，黄酒 2 匙。

做法 将鳝鱼洗净后取肉切丝，和生姜、葱白、黄酒共入锅中，加水适量炖汤，调味佐膳服用。

适用范围 肢体关节疼痛较剧、痛有定处、遇寒痛甚等。

5

暑湿：身热无汗、腹胀便泄、胸闷脘痞

　　早在清代初期，新安医家汪昂就提出"暑必兼湿"之说。所谓"暑必兼湿"，是指在夏令暑湿俱盛的季节，暑热上升至全年至高点，再加上此时雨水较多，空气湿度也达到全年最高，人体容易因感受暑热加湿邪而致病。在我国，东南地区夏天偏湿热，暑湿体质的人较为常见，由此看来，暑湿具有一定的季节性和地域性，多发生在5~10 月的南方地区。

　　用现代医学试验的结果来解释暑湿的话，那就是，当环境温度较高时，人体需要通过排汗蒸发体内的热量，但如果此时空气湿度较大，人体汗液蒸发较慢，人体就会感到不适，甚至致病，成为暑湿体质。

　　而且，中医认为，长夏时节，脾当令，脾胃主管食物消化吸收及精微输布而滋养全身。如果空气暑气湿热，那么脾运化水湿的过程容易受湿邪侵犯，一旦被侵犯就会影响体内水分和湿气的运化输布而致病。

⊙ **暑湿体质自检**

- 身热无汗、头痛身重、心烦口渴、胸闷脘痞。
- 恶心呕吐、腹胀便泄、疲劳嗜睡、不思饮食。
- 咳嗽多痰、舌苔黄腻、脉缓。

⊙ **暑湿体质个体调理方法**

对于暑湿体质的个体，一定要以健脾使其运化功能正常为先，然后再顺应长夏气候特点，加以食养，开胃益气，这也是健脾益胃的重要方面。脾胃功能正常，侵入人体的暑湿之气才能及时被排出来，这是保证机体少受或免受暑湿之邪的前提。

◇ **按摩外关穴**

"外"是外部的意思，"关"是关卡的意思。顾名思义，外关穴就是犹如人体的关卡一般，令穴外的气血物质和体外邪气无法进入穴内。外关穴属于手少阳三焦经，它和肝、胆经都有联系，有通经、止痛、清热、消肿等功效，可治一切风寒或暑湿邪气。

取穴位置 位于前臂背侧，手腕横纹向上三指宽处，与正面内关相对。

按摩 用大拇指指尖掐按外关穴 100~200 次。

注意事项 偏头痛发作时，用大拇指揉外关穴、太阳穴，每穴各揉 3 分钟，疼痛就会明显缓解。

◇健脾开胃的两大穴位

三阴交穴 ···

三阴交穴，是三条"阴"的经脉（足厥阴肝经、足太阴脾经、足少阴肾经）交汇的地方。这三条经脉都非常重要，可以说，肝脾肾的健康是生命的命脉所在。三阴交穴穴名的意思是指足部三条阴经中的气血物质在本穴交会。三阴交穴有益气和血、健脾化湿、滋补肝肾、紧致肌肉、改善气血不足、调理月经等功能，不仅可以治疗脾胃虚弱，还是女性养生调理的重要穴位。

取穴位置　内踝尖直上三寸，位于胫骨的后缘。取穴方法是正坐屈膝成直角，在踝关节内侧，足内踝上缘四指宽，在踝尖正上方胫骨边缘凹陷处。

按摩　拇指或中指指端按压对侧三阴交穴，一压一放为1次；或先顺时针方向、再逆时针揉三阴交穴，持续10分钟。

艾灸　艾灸三阴交穴的时间以少于15分钟为宜，保持合适距离。

刮痧　从上而下纵向竖刮，一般见皮肤变红为宜。

注意事项　月经期和怀孕期间，禁止揉按三阴交穴。

足三里穴

足三里穴，属足阳明胃经经脉。《四总穴歌》中说："肚腹三里留。"意思是指，凡是肚子、腹部的病痛，都可以通过足三里穴来摆平。足三里穴有燥化脾湿、生发胃气的功效。

取穴位置 在小腿外侧，犊鼻下3寸，犊鼻与解溪连线上。取穴方法为小腿前外侧，犊鼻穴下3寸，距胫骨前嵴一横指处。

按摩 端坐凳上，四指并拢，按放在小腿外侧，将拇指指端按放在足三里穴处，作按掐活动，一掐一松为1次，连做36次。两侧交替进行。

艾灸 用艾条温和灸足三里穴5~10分钟，一天一次。

刮痧 用面刮法刮拭足三里穴，以潮红发热为度。

◇四款健脾食疗方

夏天，天气炎热，暑热湿气盛行，人的食欲会大受其影响，导致脾胃正气不足，肠胃功能失调。在日常生活中，注意饮食调理，吃一些开胃益气的食物，可以起到很好的辅助治疗的作用。

番茄鸡片

材料 鸡胸肉250克，番茄1个，马蹄50克，鸡蛋1个，太白粉15克，盐、白糖适量，熟猪油250克，醋适量。

做法 将鸡肉切成薄片，加入盐和鸡蛋清，放太白粉搅拌均匀。将马蹄去皮、洗净，切成薄片。番茄表面划十字刀开水烫后，去皮，将其剁成米粒大的番茄丁。然后将猪油放入锅中，烧至3分热度，放入调料腌好的鸡肉片，快速用筷子划散，带颜色变白后可取出沥油。锅内留少许油，将番茄丁放入煸炒，再放入鸡肉片煸炒，炒好后，先将鸡肉片和番茄盛出。锅内放少许油，放入少许清水，然后将马蹄放入，再加适量盐、白糖和醋。待烧开后，将太白粉用水调匀勾芡成汁，倒入鸡肉片和番茄，翻炒均匀即可。

主要功效　番茄鸡片有解暑消热、消炎，生津止渴，健胃消食，凉血平肝，利尿降压等食疗作用。

鲫鱼冬瓜汤

材料　冬瓜250克，鲫鱼1条（250~275克）。

做法　冬瓜去皮去瓤，洗净切块。鲫鱼刮鳞去内脏后，洗净，将其放在热油锅内煸炒。煸炒一会儿后，加适量水、冬瓜块及调料，煮至鱼熟瓜烂即可。

主要功效　鲫鱼可以健脾利湿，消肿利水。冬瓜则有清胃热、去湿解暑、利尿、消水肿等功效。两者合煮为汤，可以辅助治疗改善脾虚水肿、胃弱食少、呕吐、腹泻等暑湿症状。

---- 苦瓜炒百合 ----------------------------------

材料 百合 200 克，苦瓜 250 克。

做法 将百合剥瓣洗净，苦瓜去瓤后洗净切片。一起放入热油锅内煸炒，加适量调料，炒熟即可。

主要功效 苦瓜、百合都是寒凉食物，且都有苦味，只是前者味苦，后者微苦。二者合炒为菜，具有开胃健脾、除暑邪、解疲乏、养阴清热、宁心安神等功效。

---- 山楂粳米粥 ----------------------------------

材料 山楂 30 克，粳米 100 克。

做法 将粳米淘净放锅内加水煮至七成熟，同时将山楂洗净切碎，投入山楂丁，然后将粥煮至浓稠即可。

主要功效 山楂、粳米均入脾、胃二经，其中山楂更"为酸甘之品"，具有消食化积、抑菌除虫的功效。粳米则专主脾胃，补中益气，除烦解渴。山楂粳米粥微酸适口，具有健脾益胃、养阴生津等功效。尤其适于辅助治疗脾胃虚弱、食滞不化、不思饮食、脘腹胀满、腹痛泄泻等。

　　前面只是提到"暑湿"与气候和地域相关，但是，暑湿体质的形成也有人为因素，每年长夏是暑湿邪气最旺盛的时候，脾胃极易受到侵犯，人们还经常多吃膏粱厚味之品，且懒于运动，更给了暑湿邪气入侵的机会。长夏的气候特点我们无法控制，但是我们可以调理好自己的脾胃，不给暑湿邪气可乘之机。

第 4 章

顺时生活：
一年四季随手
可做的美味食物

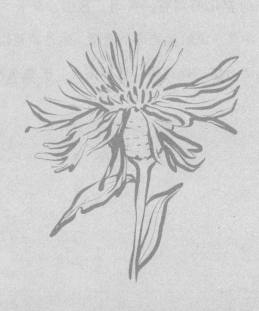

中医讲究顺时养生，即养生要顺应四季气候和环境的变化，饮食、起居、睡眠都要随着季节的变化而调整。所谓"春生、夏长、秋收、冬藏"说的就是这个道理，通过调整饮食和生活习惯，以达到"辟邪不至，长生久视"的目的。

1

春季：少酸多甘健脾胃

从立春开始，我们就进入了春寒料峭的季节，接下来是雨水、惊蛰、春分、清明和谷雨。春季的气候特点就是冷暖空气不断交锋，潮湿、降雨无法避免，空气中含水量较大，外湿不仅容易困阻脾胃阳气，还会伤肝，引起人体气血运行不畅、经脉不通，进而导致水湿内困，造成湿气内外夹击的状况，最终引起身体不适。因此，在春季及时给身体"排湿"，对一年的养生保健都至关重要。

⊙ 祛湿有方法，祛湿茶不能乱喝

所谓"排湿""祛湿"，就是要把体内多余、异常的水分排出体内。不同体质的人，祛湿方法的侧重点不同。湿气分为外湿和内湿，而内湿又分为湿热和寒湿。

饱受湿热邪气困苦的人，舌苔黄而厚腻，小便短赤，皮肤容易出现瘙痒或湿疹，而且经常会感觉腹部鼓鼓胀胀的。这种体质的人很适合在早上喝杯紫苏茶或者煮紫苏粥来吃，紫苏对人体具有宽胸利膈和促进肠胃蠕动的作用。而深受寒湿侵袭的人，则舌苔白而厚腻、小便清长，经常有手脚冰凉、怕冷、浑身沉重、面部浮肿的症状。春季如果不注意保暖，会加重寒湿。所以，对于寒湿体质的人，做好保暖是头等大事，避免长期处于潮湿的环境。饮食上，避免吃生冷的食物，可以每天早上喝一杯生姜红枣茶，帮助身体祛除寒湿。每天保证睡眠充足，尽量不熬夜，保持适量运动。

值得注意的是，随着人们对湿气问题越来越重视，市面上出现了很多种类的祛湿茶，引起人们一阵消费热潮。但事实上，市面上销售的大部分祛湿茶都是祛湿热的，较少兼有健脾的功效，所以并不适合寒湿体质的人。寒湿脾虚体质的人喝太寒凉的药物不仅不会祛除湿气，反而会更伤脾，最后很可能导致湿气更重。因此，祛湿前最好先请医生辨别自己是什么体质，在体质不明的情况下，不要随便乱喝祛湿茶。

> **POINT**
>
> 寒湿脾虚体质的人不要喝太寒凉的药物

⊙ 少酸多甘健脾胃

春季是慢性胃炎、胃溃疡等疾病的高发季，人们不注意饮食是其中一个重要原因。甘味食物能滋补脾胃，而酸味食物则会使本来就偏旺的肝气更旺，对脾胃造成更大的伤害。春季若想健脾胃，应多食甘味食物，比如大枣、山药、薏米、小米、糯米、高粱、豇豆、扁豆、黄豆、土豆、南瓜、黑木耳、香菇、桂圆、栗子等；少吃酸味食物，比如苹果、橘子等水果和酸奶等食物。此外，要少吃黄瓜、冬瓜、绿豆芽等寒性食物，因为寒性食物会阻碍春天体内阳气的生发。

除了饮食上注意少酸多甘，还应注意多喝温补、健脾胃的祛湿汤，以升补为原则，不盲目食用燥热补品，让湿气随大小便排出，这是祛湿的一个有效方法。尤其老年人和小孩，在祛湿时也各有侧重点。老年人机体功能逐渐减弱，并且多气血亏虚，煲祛湿汤时可以加入适量的补气养血汤料，选用党参、大枣、枸杞子、淮山药、薏苡仁等配料煲汤，能起到益气健脾、淡渗利湿的功效，不宜选用药性太过寒凉或燥热的原料。而小孩各种器官功能还没发育完全，即中医所说的"脾常不足"，应考虑加入健脾消食的汤料，可选用淮山药、玉米粒、芡实、山楂等煲汤，以助消食和健胃、健脾利湿，需要特别注意的是，选药用量不可过多。

⊙ 春季有效的祛湿饮食茶饮方

春季湿气较重，适宜食用一些健脾祛湿的食物，祛除湿气对人体的保健调理来说很有必要。下面为大家推荐几个祛湿效果较好的饮食方或茶饮方。

----- 枸杞茶 ---

材料　菊花、枸杞各40克，红枣25克，甘草10克。（1人份）

做法　把所有材料放入煮沸的水中，大火煮10分钟，放温后加适量蜂蜜调味，温服。

适用范围 春季服用菊花枸杞茶，不仅可以缓解眼睛干涩、红肿等
症状，还可以养肝肾。

海带苦瓜黄豆排骨汤

材料 海带 100 克，苦瓜 200 克，黄豆 100 克，陈皮 5 克，排
骨 200 克。（2 人份）

做法 排骨先用开水涮洗去血水，再与其他材料一起加入适量
水煲汤，调味可食。

适用范围 本汤具有降血糖、退热利尿、增加食欲等功效。

无花果扁豆汤

材料 扁豆 100 克，无花果 75 克，番茄、洋葱各一个，月桂叶
1 片，葱 2 根，姜、油、盐适量。（1 人份）

做法 番茄去皮洗净切丁，洋葱切丁，葱切段，姜切片；扁豆及
无花果冲洗干净，扁豆切段；油爆香葱段、姜片，放入洋
葱丁、番茄丁，以小火炒 5~7 分钟直至变软；转中火后，
倒入适量清水和月桂叶，煮 30 分钟；放入扁豆段及无花
果，盖上锅盖，再用小火煮 30 分钟，加盐即可食用。

适用范围 此汤具有健胃整肠、消肿解毒、润肠通便、提高人体免疫力的功效。

麻油黄芪炖鸡腿

材料 黄芪 10 克，红枣 5 枚，鸡腿 1 个，姜片 2 片，大米、麻油、盐各适量。（1 人份）

做法 黄芪用温水浸透，大米洗净，红枣去核；鸡腿先氽烫，去除杂质后捞起，用水洗净后切块备用；热锅下少许麻油，爆香姜片，煮沸清水，放入以上所有材料，大火煮 20 分钟，再用小火炖 20 分钟，加盐即可食用。

适用范围 麻油黄芪炖鸡腿对气虚体质的人有补中益气、固本培元、和胃化湿的功效，营养美味又滋补，麻油鸡可谓一家老小都可食用的暖心暖胃平民药膳。

此外，中医养生专家推荐，在春季这种温湿季节，人们可以经常用茯苓、淮山、薏米、扁豆、赤小豆这几味较平和的中药，每种药材 30 克左右，适用于各种湿证；还可以搭配冬瓜、瘦肉、鱼（最好是有利水作用的白鲫鱼）等清淡食材煲汤喝，既营养又利湿。

2

夏季：健脾养胃的好时节，宜生发阳气

在二十四节气中，一年四季各有六个节气。其中，在夏季的节气有：立夏、小满、芒种、夏至、小暑、大暑。夏季最显著的特点就是气温高、湿气盛，人们纷纷脱去春装，换上轻薄透气的夏装。到了夏天，人们身上的衣服固然好减，但是体内的湿气却难祛除，甚至暑热更盛，更多的湿热侵入体内，让人苦不堪言。

古人也说："暑热者夏之令也，人或劳倦透支，生冷食物过大，元气匮乏，不足以御天之亢热，于是受伤为病。"夏季暑热既盛，而雨湿较多，湿气亦重。因天暑下迫，土湿上蒸，湿气与热邪相合，故暑湿每多兼感，亦称之为暑湿病邪，其致病可形成暑温夹湿之证。故临床表现除了具有暑热之证外，并伴有胸痞、身重、苔腻、脉濡等湿邪中阻的疲劳、倦怠症状。

⊙ 祛湿别忘了养脾

中医认为，脾为后天之本。除了主运化，即运化五谷精微和运化水湿，脾脏还主四肢、主统血。脾的功能多，主病也多。一旦脾

脏出现问题，首先运化方面，食物不能正常地消化与吸收，就会出现食谷不化、腹泻、消瘦、乏力等症状；中焦阻塞会阻碍体液循环，造成肾水不能上达心火，就会出现上热下寒的症状；脾失健运，不能运化水湿，则易形成肥胖及水肿，使高血压、糖尿病、甲状腺疾病、肾病等慢性疾病加重。其次，因为脾供养不足，还会出现四肢无力、肌肉疼痛、肌萎缩等症状。最后，脾不统血会引发出血性疾病。

长夏在五脏中对应的是脾。明代医学家张景岳说："长夏应脾而变化。"脾脏的生理功能活动与长夏的阴阳变化相互通应，所以夏季是脾胃最容易受损的季节。脾主运化，喜燥而恶湿。脾的运化功能最易受到湿邪伤害，因此长夏养脾要注意预防湿邪。天气热开空调、喝冷饮、吃凉菜，如果过度就会损害脾阳，造成脾失健运，湿邪内生。

夏季虽然是脾胃最容易受损的季节，但同时也是调养脾胃最好的时节。所以，祛除湿气的同时不要忘了健脾，而健脾的首要法则就是祛湿，由此看来，祛湿和健脾是分不开的。

⊙ 养脾三大误区

认识到夏季养脾的重要性，很多朋友着手积极养脾，但是很容易就走进一些养脾误区，误以为那是对脾好的行为，却不知道这些误区行为不仅不能健脾，还会伤害脾胃。

◇饮食过于清淡

很多人认为吃肉会伤脾，尤其在炎热的夏季，人们食欲不好，选择只吃素，不吃荤。其实，夏季人体生理活动消耗的不只是大量的体液，还有大量的能量和营养物质。饮食过于清淡，是无法满足机体正常需求的，这样不仅不会养脾，反而会因为营养失调而伤了脾胃。因此，夏季饮食调补应以苦寒、清淡、富有营养、易消化的食物为原则，除了要补充充足的水分，多吃蔬菜瓜果，还应适当吃一些高蛋白的荤味，比如鸡、鸭、瘦肉等，及时补充人体损耗的营养，使机体适应炎热的气候环境。但要注意荤味不宜食用过量，会给脾胃造成负担，而且最好不要食用热量过高的食物。

◇过食甜味

中医认为，甘味入脾。所以很多人认为多吃甜味的食物会有利于脾的调养。但事实并非如此，中医上虽提到"甘味入脾"，但也提到"甘甜之味，虽有温中补虚、滋养气血的效果，但过多摄入会使脾被痰湿和内热所困"。其实这里所说的"甜味"并不是单指甜食，而是指自然含糖的食物，比如红枣、红薯、玉米、糯米、蜂蜜、南瓜、甜菜、甘蔗、葡萄、甘草、甜橙、红糖等具有天然甜味的食物，还包括一些淡味的，如米和面等淀粉类食物。

◇久卧久坐

现代人工作和生活压力大，一有休息的机会，就赶紧躺平。周一至周五，从办公的久坐状态，到回家的躺平状态；周末则持续躺平，一躺就是一整天。睡懒觉或者久卧不起，造成自身阳气无法升发输布到全身各个部位，人们就总会感到有气无力、精神不振。同样地，阳气若无法升发输布到脾的话，会因为没有阳气的温煦作用而影响脾的运化功能。虽然夏天不宜大汗淋漓地运动，但是适度地运动还是有必要的，如果实在不想动，可以在睡前和醒后做两组仰卧起坐，唤醒体内的阳气，使其运转起来。

⊙ 夏季有效的祛湿饮食茶饮方

所谓"药补不如食补"，在夏季湿热的天气，不妨多吃些具有祛湿、养生功效的食物，祛除体内湿气，全身轻松过夏天。

----- 仙草茶 ---

材料 仙草干 120 克，蜂蜜适量。（1 人份）

做法 将仙草干剪成小段，洗净沥干后，放入煮沸的清水中，大火煮 20 分钟，再小火煮 3 个小时，放温后，加入适量蜂蜜调味即饮。

适用范围 在炎炎夏日，多喝仙草茶，可以有效消除湿热暑气、降火气，还能祛除湿气。

----- 桑白皮赤小豆鲫鱼汤 ---

材料 桑白皮20克，赤小豆100克，鲫鱼1条（约250克），生姜皮5克，陈皮5克。（2人份）

做法 将鲫鱼去鳞及肠杂，洗净，余料亦洗净。全部用料放入锅内，加清水适量，武火煮沸后，文火煲1小时，调味即可，饮汤，吃鱼肉。

适用范围 此药膳对脾肾困湿、疲倦身肿、小便不利等问题具有调理作用。

----- 四神汤 ---

材料 山药、莲子、薏米各40克，芡实、茯苓、当归各10克，瘦肉排骨600克，盐适量。（2人份）

做法 瘦肉排骨洗净、氽烫之后，将其他药材洗净。将所有材料（盐除外）放入煮沸的清水中，大火煮20分钟，再小火熬煮90分钟，放入适量盐调味即可食用。

适用范围 四神汤既美味营养，又有健脾利湿、固肾补肺、养心安神、调节免疫力的功效。

----- 豆蔻鸡蛋饼 ------------------------------------

材料　肉豆蔻 5 克，鸡蛋 2 个，面粉 200 克，盐、鸡精适量。（2 人份）

做法　先将肉豆蔻磨成粉末，将肉豆蔻粉、鸡蛋放入面粉碗中，加适量的水、盐、鸡精调味，搅打成面糊。平底锅加油烧热，舀入一勺面糊，摊成圆饼，小火煎至一面定型后翻面，直到两面微黄、饼熟即可。

适用范围　肉豆蔻药食均可，有暖脾胃、固大肠的功效，鸡蛋含有丰富的蛋白质，因此豆蔻鸡蛋饼尤其适合辅助治疗脾胃虚寒和腹泻等症状。

----- 玉竹红枣炖水鸭 ------------------------------------

材料　薏米 40 克，玉竹 30 克，红枣 25 克，枸杞、花旗参、白术、茯苓、甘草各 5 克，姜 2 片，米酒 30~60 克，老鸭 1 只，盐适量。

做法　老鸭洗净，将其尾部和内脏去掉后，切块，倒入开水中汆烫，同时将其他材料洗净备用。除盐和米酒外，将其他材料倒入煮沸的清水中，大火炖 20 分钟，小火炖煮

90分钟，最后放入盐和米酒调味即可。

适用范围　在炎热的夏季，食用这款老鸭汤，可以缓解暑热天气带来的不适，尤其适合体内湿热或容易中暑且湿气重的人食用。

在祛湿方面，许多人经常问"该吃什么才能祛湿"。其实，祛湿是一个综合的过程，需要综合生活各方面祛湿，调理体质，才能有效祛湿。比如保持规律的生活习惯，按时吃饭，不熬夜，保持适度的运动，或者减少食量，减轻脾胃负担等等。

秋季：少吃荤味，多食酸味甘润

夏天的雨季过去，秋天也随着瑟瑟秋风到来。对于秋天，人们最深刻的印象往往是"秋燥"，然而从立秋到处暑这段时期，气温还未降下去，时不时地阴雨连绵，湿气还较为厚重，天气以湿热为主，所以，这段时期也可称为"秋老虎"的早秋时期。

白露过后，雨水渐渐减少，天气日渐干燥，秋燥才真的到来。这个时节昼热夜凉，气候寒热多变，是伤风感冒的高发期。所以，秋季到来，除了增衣换衣，我们的饮食结构也要相应做出改变，多吃一些能够增强人体免疫力和抵抗力的食品，平时还要注意多吃有润燥益气、健脾补肝、清肺功效的当季食材。

⊙ 早秋祛湿方法

很多人认为只有在多雨潮湿的夏季桑拿天或者潮湿阴冷的地方才容易受湿气的侵扰，事实并非如此。湿气从来不是某个季节、某个地方的"专利"，如果生活中不注意保持良好的生活习惯，湿气就会从各个方面侵入人体，让人们饱受湿邪之困。

早秋时节的湿气还是比较厚重的，而且过了一个夏天，吹空调、吃冷饮、工作压力大、缺乏运动的人们体内的湿气已经累积到了一个顶点，为了避免所谓的"夏湿秋发"，早秋时节采取一些有效的祛湿方法还是很有必要的。

◇泰式穴位按摩排湿 SPA

泰式古法按摩历史悠久，经过 4000 多年的传承，已有一套自成的经脉、穴位按压及伸展理论。对于缺乏运动和代谢缓慢而造成的体内湿气过重，可以利用手指、手臂、膝部和双腿等针对不同穴位进行按摩，在肌肉和关节上按压和伸展，促使神经系统、消化系统正常运作，也能促进新陈代谢，使得体内凝聚的湿气排出体外。

泰式穴位按摩排湿 SPA 最适合因缺乏运动而体内湿气过重的女性朋友，不仅可以祛除湿气、加速脂肪燃烧、调节胃肠等脏器功能、提高免疫力，还能舒缓肌肉、增强身体柔韧性、缓解身心疲劳。

◇运动出汗祛除湿气

如果说在夏天，人们不运动的理由是"天气炎热，不适合剧烈运动"，那么到了相对凉爽一点的秋天，这套理由就不好用了。有人说这类人懒，但其实也并非百分之百是因为惰性，还有很大一部分原因是体内湿气太重。体内湿气越重，人们就会越不想动，进而导致身体肥胖、懒于运动。与其早早养起秋膘，不如趁着这个气候宜人的早秋时节，多做运动，就能以排出汗液的形式祛除湿气。

生命在于运动，"动则生阳"，适度地运动不仅可以强身健体、缓解人体压力，还能促进体内血液循环，加快皮肤的新陈代谢，排出体内的代谢废物，从而将体内的湿气等排出体外。中医医师建议，久坐不动的人可以通过强化下肢与核心肌群的运动，提升基础代谢率，进而加快体内湿气的排出。

◇陈艾泡澡祛湿气

中医认为："伤于湿者，下先受之。"湿的本质就是水，水往低处流，所以湿气常常下沉，蓄积在人体下半部分。一般情况下，在生殖和排泄方面有长期慢性病的人，身体内部多有湿气问题。这种情况下，可用陈艾泡澡，将一把陈艾投入开水中后，再煮 5 分钟，待温度适中时倒入温水中泡澡，泡澡的主要部位在腰部以下。但要注意水温不宜太烫，泡澡的时间要控制在 15 分钟以内。

⊙ 中秋祛湿方法

中秋正处于湿与燥交替的时节，我们不仅容易受到湿气的伤害，也容易受到燥邪的伤害。所以中秋祛湿的重点不仅在于祛除湿气，还有祛燥邪，身体无湿不燥，才能轻轻松松。

燥邪伤肺。肺主人体一身之气，如果肺出现了问题，人体就会气虚，造成水液代谢异常，水湿停滞，停滞的湿气凝聚在人体内部而无法排出体外。因此，中秋时节的祛湿方式应以润肺和健脾为重点。

秋主收，肺属金，酸味收敛补肺，辛味发散泻肺。秋天宜收不宜散。因此，要尽可能少吃羊肉、海鲜等荤味食物以及葱、姜，适度多吃一些酸味甘润的果蔬素食，比如梨、柿子、石榴、葡萄、荸荠、莲藕、山楂、百合、蜂蜜、绿豆等，有滋阴润肺的功效。

另外，需要注意的是，脾胃与肺是相辅相成的，要润肺燥的前提是养好脾胃。前面列举的滋阴润肺的食物多带有清凉的作用，而食用过多清凉的食物会引起体内痰湿过重，反而引起疾病。因此，要控制好吃这些食物的量，在不伤脾胃的前提下滋阴养肺。

⊙ 深秋祛湿方法

虽然秋天主要的气候特点是燥，易对人体造成伤害的是燥邪，但所谓"一场秋雨一场凉"，秋天也有风露阴湿之邪，而且秋天的霜露是很浓重的外部湿气，一旦侵入体内，就会造成体内湿气积聚，引发身体不适。正如《黄帝内经》中所说"秋伤于湿，冬生咳嗽"，因此，秋天也很有必要祛除体内湿气。

◇及时添加衣物

进入深秋时节，降温较为明显，早晚温差较大。虽然"春捂秋冻"有一定的道理，但是"秋冻"一定要注意实际的天气情况和自己的身体状况，如果盲目"秋冻"，不及时增添衣物，不仅容易着凉感冒，还容易让寒气裹挟着湿气进入体内，导致本来就湿气重的身体更加严重。深秋时节，湿气重的人仍然感到全身困重，容易疲惫。还有女性朋友会常常怕冷，寒气进入体内，在体内形成郁结，造成宫寒。在适当的时候，应及时添加衣物，做好身体各部位的保暖，保护好自己的身体。

◇ **切忌胡吃海喝**

秋季是瓜果成熟的季节，虽然现在我们生活水平提高，一年四季的水果随时都可以吃到，但是能吃到当季水果最多的还是在深秋季节。然而因为早晚温差大、露水重，本来就带着水湿之气的水果更是裹挟寒气和湿气。过度食用，一定会导致过多的寒湿，身体无法排出多余的湿气，导致胃寒、脾虚等脾胃问题。所以一定要管住自己的嘴，切忌胡吃海喝，保护好脾胃，才能将体内多余的湿气运化出去。

⊙ **秋季有效的祛湿饮食茶饮方**

从秋入冬，气温逐降，暖暖的汤水喝起来，养好脾胃，也能润肺养肺，驱寒祛湿，让全身暖暖的，胜过吃名贵药物。

---- 党参汤 --

材料　党参 20 克，麦冬、黄芪各 10 克，红枣、枸杞各 5 克。（1 人份）

做法　将全部材料清洗干净后，放入煮沸的清水中，大火煮 10 分钟，小火煮 10 分钟，温服。

适用范围　党参益气活血、健脾益胃，黄芪补益脾胃、提高免疫力，两者搭配则有祛湿润燥之功效。

芋艿老鸭汤

材料 两年老鸭 1 只，芋艿 100 克，北虫草 15 克，扁尖等辅料适量。（2 人份）

做法 鸭子洗净，切大块焯水，加扁尖等辅料，煲至鸭块半酥时加入芋艿、北虫草，再煮 20 分钟，调味即可食用。

适用范围 中秋佳节正是吃芋艿的好时机。芋艿老鸭汤更是集美食养生、传统滋补、民间食疗为一体的暖汤，具有补肺益肾和化痰等功效。

人参鸡汤

材料 母鸡 1 只，人参 20 克，白果 10 克，红枣、枸杞各 5 克，姜片 2 片，米酒 30~60 克，盐适量（2 人份）。

做法 将清洗干净并处理完的鸡切块，氽烫。将鸡块和其他材料放入煮沸的清水中，大火煮 20 分钟，再小火熬煮 90 分钟，最后放入盐和米酒调味即可食用。

适用范围 人参鸡汤低脂、高蛋白，老少皆宜，孕妇也可食用，特别适用于秋季祛湿养生。

桂花鱼片汤

材料 桂花鱼 1 条，韭黄、绿豆芽、香芹各 100 克，大葱 1 根，香菜、香葱各 25 克，姜片适量。（2 人份）

做法 将桂花鱼洗净，鱼骨剔除出来将鱼切片，韭黄、香芹、大葱、香菜洗净切成小段。先把鱼骨、姜片倒入 1.5 升煮沸的清水中，大火煮开，小火煮 30 分钟，接着放入鱼片及其他所有食材，改用大火滚 2~3 分钟，再加适量盐调味即可。

适用范围 桂花鱼片汤有补气血、益脾胃的功效，适宜一般人群食用，但高尿酸人群不宜食用过多。

银耳莲子羹

材料 银耳 30 克，莲子 10 克，枸杞 5 克，冰糖适量。（1 人份）

做法 用温水将银耳浸软，去掉硬蒂，清洗干净。将除了冰糖以外的所有材料加入煮沸的清水中，大火煮 10 分钟，再小火煮 10 分钟，加入冰糖至溶化，放温后服用。

适用范围 秋天常喝银耳莲子羹，有健脾开胃、润肺止咳、祛除湿减肥的功效。

除了以上诸多祛湿方法，人们还可以选择茯苓贴，即将 10 克茯苓磨成粉末状，用温水调成糊状，贴敷在肚脐上，再用无菌纱布覆盖固定，每 12 小时更换一次，连敷 4 次，茯苓利水渗湿的有效成分就可以发挥作用。

4

冬季：祛湿的好节气，宜补气益血

冬季的到来意味着低气温，所谓"天寒地冻水成冰"，所以很多人把"冷"当成头号大敌，早早备好各种御寒神器，做好御寒准备。冬季预防寒邪，当然很有必要。但是，人们往往容易忽略的是防湿气和祛除湿气，要知道，湿气才是致病的"风、寒、暑、湿、燥、火"这六淫邪气中杀伤力最强的那一个。因此，中医医师建议，冬季养生的重点可以放在驱寒祛湿上。

从立冬、小雪开始天气逐渐寒冷，人们偏爱吃重口味、辛辣的食物，或者急于进补，这样容易造成肠胃负担过重，影响脾阳运化水湿的功能。等到大雪节气到来，天气更冷，白昼更短，这才到了"进补"的时节，补气益血，才能帮助身体驱寒祛湿。冬至是一年之中祛湿的好节气，这时可以用艾灸在三阴交穴进行灸疗，既能行气活血、疏通经络，又能消肿止痛、祛风祛湿，从而达到补益精血、健康长寿的效果。到了小寒时节，就已进入三九寒天，这时候寒气容易损伤阳气，是人体新陈代谢较弱、抵抗力较差的时节，要注意保护人体最易受寒邪入侵及湿气最易凝结的几个部位，比如头部、颈背部、口鼻等，可以有效避免外部湿气的侵袭。大寒时节，体质偏寒的人，尤其老年人，容易在膝、踝关节部位患关节炎，中医认为治疗关节炎的重点在于祛风通络、散寒祛湿，除了服用此功效的药材，还可以揉按人体重要的两大保暖穴——胸口的膻中穴和肚脐处的神阙穴。在大寒时节，揉按膻中穴有助于消除胸闷、气郁，还可以调节免疫力；按摩神阙穴具有调理肠胃功能、促进气血循环、预防寒湿之邪入侵的效果。

⊙ 冬季祛湿方法

进入冬季，人们最大的感受就是不想动，即使是热爱运动的人，也可能在寒冷的天气面前止步不前。冬季寒冷的气候确实不适合人们在户外运动，那么除了运动以外，还有没有别的祛湿方法呢？

◇药浴驱寒

从中西医结合的角度讲，药浴驱寒是通过热水的热效应使毛孔扩张，让溶解在水中的中草药有效成分通过扩张的毛孔快速进入体内，改善全身微循环，排出体内六淫邪气，从而达到清洁腠理、通经顺络、扶正祛邪、温阳固肾的功效。

◇艾灸

通过艾灸来改善体质还是比较可行的，只要用对手法，坚持下来，就很容易能感受到艾灸带来的效果。平时可以灸疗对驱寒祛湿有明显效果的穴位，如丰隆穴、足三里、三阴交、神阙穴等。

◇ **拔罐**

拔罐应该是在全世界范围内流传且被接受度最广的中医养生疗法了，曾一度在美国游泳队和体操队中大受欢迎。拔罐有通经活络、行气活血、消肿止痛、祛风散寒等功效，常用于治疗各种湿证。其实，了解湿气和痰湿之后，我们应该能理解，湿气是无形的，弥漫于体表或体内，通过在特定的穴位如足三里、阴陵泉等穴拔罐，能借助健运脾胃，来间接达到祛湿的效果。

⊙ **冬季有效的祛湿饮食茶饮方**

全副武装的冬日里，每天下班匆匆忙忙回到家，最期待的就是那一碗热汤，暖口、暖胃又暖心，把身体的寒气和湿气通通祛除干净，才能轻轻松松地度过一个暖冬。

生姜肉桂茶

材料 肉桂 20 克，姜片 5 片，豆蔻、八角各 1 粒，冰糖适量（1 人份）。

做法 将全部材料冲洗干净后，将除冰糖外的所有材料倒入煮沸的清水中，大火煮 10 分钟，再小火煮 10 分钟，最后加入冰糖至溶化，放温后即可服用。

适用范围 生姜肉桂茶有散寒止痛、补火助阳、暖脾胃、通血脉等功效。不仅可以以此方作茶饮，也可以在炖补汤品时添加，让料理既养生又美味。

----- 板栗黄豆炖老鸽 ---

材料　老鸽 1 只，黄豆 500 克，板栗肉 50 克，瘦肉 100 克，姜
　　　片 2 片。(2 人份)

做法　将老鸽和瘦肉洗净后，用开水烫 5 分钟，捞出。将以上
　　　所有材料放入煮沸的清水中，盖上盖子炖煮，大火蒸 3
　　　个小时，调味即可食用。

适用范围　板栗黄豆炖老鸽有温补元气、补气益血的功效，对身体
　　　有虚证的朋友非常好。

----- 当归羊肉汤 ---

材料　羊肉 600 克，生姜 15 克，当归、熟地黄各 9 克，红枣、
　　　枸杞各 5 克，米酒 30~60 克，盐适量。(3 人份)

做法　将羊肉洗净，在温水中汆烫，切块。将除当归外的其他
　　　所有材料倒入煮沸的清水中，大火滚煮 20 分钟，小火熬
　　　煮 90 分钟，放入当归片，再煲 20 分钟，最后加入适量
　　　盐和米酒调味。

适用范围　当归羊肉汤有温补气血的功效，可以用于缓解气血虚弱
　　　或血虚血寒引起的精神不振、面色萎黄或淡白无泽、气
　　　短乏力、失眠健忘、心悸怔忡、手足不温等症状。

---- **田七石斛炖竹丝鸡** ------------------------------

材料 田七3个，石斛20粒，竹丝鸡半只，瘦肉100克，姜2
片。(2人份)

做法 将竹丝鸡和瘦肉洗净后，切块入开水中汆烫5分钟。将
所有材料放入煮沸的清水中，上蒸笼盖盖，大火蒸3小
时即可食用。

适用范围 这道汤有滋阴清热、活血养颜的功效，一般人均可食
用，儿童、孕妇不宜服用。

为了保持身体的健康状态，祛湿是要一直坚持的好习惯。秋冬季
节是一年中最好的祛湿时间，及时祛除体内湿气可以让我们更轻松
地迎接新的一年。总之，要记住，冬季只有正确驱寒祛湿才能有一
个健康的身体。

5

南方祛外湿，北方祛内湿

　　南北方的区别不仅在于地域，地理气候条件也截然不同，根据《中国统计年鉴-2021》，南方城市的年平均相对湿度大都在65%以上，其中合肥、海口、贵阳、成都、武汉的年平均湿度在80%及以上，而北京的年平均湿度只有52%。一年四季，南北方有各自的气候特点，气候是生存环境的重要条件之一，不仅影响着人们的饮食起居，更影响着人们的体质，进而影响人们的祛湿或养生方法。

　　说到南方的气候特点，人们就会想到"潮湿"这个词。我们都知道南方很潮湿，春雨细绵绵、清明雨纷纷、梅雨下不停、夏雨洪泡汤、冬雨湿漉漉，一年四季，湿冷的雨水随时伴随着人们的日常生活。但南方潮湿的程度实际上远远超乎人们尤其是北方人的想象，比如放在柜子里的口红也能长毛，镜子竟然成了霉菌的培养皿等等。华南地区更是以"湿无天日"为人所知，春天的户外总是一片雾蒙蒙的景象，家里更是墙上湿、地面湿、屋顶湿。这也是南方人很看重祛湿的原因，比如四川人通过吃辣椒、花椒、藤椒等麻辣味道的食物来祛湿气；而广东地区则通过喝凉茶、祛湿茶来祛除湿气。

相对来说，北方的气候就干燥很多，雨季都很短，所以北方人很少关注祛湿气的问题。那么，北方人就不需要祛湿气了吗？答案当然是否定的。对湿病有着精湛研究的路志正先生就有"北方亦多湿"的理论。路先生还指出"湿"虽为人生活所不可缺少的物质，然湿气太过则成湿邪而为害人体，易使人精神倦怠、胃纳呆滞、昏眩重痛等湿邪病证迭起。我们已经了解到，湿气分为内湿和外湿，而引起身体内部湿气重的原因也不只是起居环境潮湿等外部原因，还有过食生冷、熬夜、爱吃肥甘厚味的不良生活习惯，造成的脾阳虚损、脾胃运化不利等问题，因此北方人也需要祛湿气，重视湿气问题。

因此，从气候和地理气候条件的南北差异来看，南方的祛湿重点在于防外湿或祛除自外部侵入人体的湿气，而北方人的祛湿重点则是祛除身体内部湿气。

⊙ 南方祛外湿

在潮湿的环境中生活，身体一直处在湿邪侵袭的状态。在这种情况下，最好的方法是尽量降低生活环境中的湿气并提高自身的免疫力。推荐大家经常在屋子里点艾叶、艾条，尤其是南方的朋友，艾烟有除秽（杀毒）和祛寒湿的作用。有朋友用艾叶和苍术烟熏屋子，能明显感觉到家里比外面干燥多了。

此外，生活在环境潮湿的情况下，身体难免受到湿气侵扰，可以多做艾灸祛除侵入体内的湿气。艾草有温经、祛湿、散寒、止血、消炎、平喘、止咳、安胎、抗过敏等功效。祛湿效果比较好的穴位有足三里穴、关元穴、丰隆穴、承山穴等，艾灸这些穴位能提高身体祛湿、防护的能力，同时，艾灸的艾烟也能熏干屋子，可谓一举两得。

⊙ 北方祛内湿

要祛除内湿，一定先要分清湿的类型，是寒湿、湿热，还是风湿。体内湿气较重的朋友可以对照前一章节每种湿证的症状来分辨自己的湿气寒热。如果实在分辨不清，可以请教专业的中医医师。

如果是寒湿体质，则需要祛寒祛湿，运动后出汗是祛寒祛湿最好的方式，经常运动或进行体力劳动的人，会感觉体内的热量明显提高了，这是因为运动生热，起到了驱散寒湿的作用。其实，只要是适当出汗，不管是运动后出汗、吃了温热食物或喝了热水而出汗，还是泡脚后微微发汗，都可以达到祛寒祛湿的效果。

如果是湿热体质，你可能深有体会，祛除湿热是一个缓慢而又不断反复的过程。在祛湿热的过程中，如果使用太过猛烈的方法，会很容易伤到自己的身体。但这也不代表我们对湿热束手无策，其实民间也有很多疗效快、耗时短同时又安全的方法。湿热体质的人们一般都饮食不规律，爱吃辛辣生冷的食物，既然湿热从口而入，那么最简单的方法就是调节饮食，日常饮食中适当多摄入黑豆、山楂、海带、梨、枸杞、米粥、萝卜、桂圆等温润的食材，用这种方法祛湿热安全又有效。

在湿气的治疗上，中医拥有几千年的治疗经验，而且发展出了千万种既有益健康又美味的祛湿食疗茶饮方，无论北方的内湿，还是南方的外湿，药食双管齐下，就能有效祛除体内湿气，使身体清爽又轻松，回到生命能量具足的状态。

6

祛湿离不开的几种常见药材

　　除了运动出汗、艾灸重要穴位、食疗茶饮方，服用常见的保健中药材也是一种有效的祛湿措施。在平时生活中，我们可以根据自己的情况和身体需要来选择服用一些中药材治疗疾病，但是大家一定要在中医医师的指导下服用中药材，这样才能有所保障，切记不可盲目乱用。

⊙ 党参：和脾胃，除烦渴

　　党参味甘，性平，归肺、脾经，有补中益气、止渴、健脾益肺、养血生津等功效。《本草从新》中记载党参"补中益气，和脾胃，除烦渴"；《本草正义》中还有"党参力能补脾养胃，润肺生津，健运中气"的说法，且尤为可贵的是"健脾运而不燥，滋胃阴而不湿，润肺而不犯寒凉，养血而不偏滋腻，鼓舞清阳，提振中气，而无刚燥之弊"，党参是通过健脾的方式起到利湿的作用，比如脾气强健，大便溏泄的病症就会减少。从某种角度来说，党参可以治疗脾虚导致的湿邪内停的现象。想要祛湿气，单凭党参效果并不明显，一般都是党参与其他祛湿中药材搭配使用才更有效果。

⊙ 白术：健食消谷，轻身延年

白术味苦、甘，性温，其所治之湿为脾虚不能运化水湿之象。《神农本草经》将白术归为上品，主治"风寒湿痹、死肌、痉疸、止汗、除热、消食、作煎饵"，久服可"轻身延年，不饥"；《名医别录》则记载白术能"消痰水，逐皮间风水结肿"；《本草崇原》中记载白术"质多脂液，乃调和脾土之药也"，意为白术能够补益脾土，使得土气顺利运行，"则肌肉之气外通皮肤，内通经脉，故风寒湿之痹证皆可治也"；《本草求真》中记载白术"专入脾"，其性最温，服则能"健食消谷，为脾脏补气第一要药也"，凡水湿之邪，"糜不因其脾健而自除""脾土强者，自能胜湿"。因此，白术乃补脾祛湿之要药，并能够健运土气、祛湿而使津液敷布于四肢皮肤，经脉调和而除风寒湿痹。然其治湿亦有所短。《本草求真》还指出，若"寒湿过甚，水满中宫者亦忌"，即因寒湿太过严重，用白术不仅不能达到健脾祛湿的效果，还会"甘徒滋壅"，"必待肾阳培补，水气渐消，肾气安位"才能服用，"犹洪水冲堤，必待水退，方可培土御水"。

⊙ 茯苓：宁心安神，利水渗湿

茯苓味甘、淡，性平，归心、肺、脾、肾经。其药用价值非常高，适当地服用一些茯苓，可以起到非常不错的利水渗湿、益脾和胃、宁心安神的功效。我国食用茯苓的历史已有 2000 多年，《神农本草经》将茯苓列为"上品"，称其"久服安魂养神，不饥延年"。《药品化义》曰："白茯苓，主治脾胃不和，泄泻腹胀，胸胁逆气，膈间痰气。"《吴氏中馈录》中关于唐宋集市食摊上用茯苓、糯米、白术磨粉制成的茯苓糕，是食用茯苓的最早记载。很早以前，我国食用茯苓就有"南糕北饼"的传统习惯，北方的茯苓饼也是久负盛名，清代慈禧非常喜欢吃；除了以上食物，还有"茯苓包子""茯苓粥"等。

⊙ 薏苡仁（别名薏仁、苡仁、苡米）：清热排脓，补脾止泻

薏苡仁味甘、淡，性凉，归脾、胃、肺经，有健脾渗湿、除痹止泻、清热排脓等功效。早在《神农本草经》中对其就有记载："主筋急拘挛，不可屈伸，风湿痹，下气。久服轻身益气。"并被该书列为上品，是一味不可多得、食药皆佳的粮种。唐代《广济方》载："薏苡仁饭，治冷气。用薏苡仁舂熟，炊为饭食，气味欲如麦饭乃佳。"唐代《食医心镜》中曰："薏苡仁粥治久风湿痹，补正气，利肠胃，消水肿，除胸中邪气，治筋脉拘挛，薏苡仁为末，同粳米煮粥，日日食之，良。"明代《本草纲目》中有云："消渴饮水，薏苡仁煮粥食之。"又谓："薏苡仁粥，除湿热，利肠胃。"清代《福寿丹书》称薏苡仁粥"补脾胃，疏风湿，壮筋骨"。《中国药植图鉴》也有记载："薏苡仁治肺水肿，湿性肋膜炎，排尿障碍，慢性胃肠病，慢性溃疡。"根据加工炮制的方法不同，薏苡仁可分为生薏苡仁和炒薏苡仁。中医认为，薏苡仁生用时偏渗湿利水、清热排脓；炒用则补脾

止泻、利湿的作用更强。

⊙ 陈皮（别名广陈皮、广柑皮）：理气健脾，燥湿化痰

陈皮味苦、辛，性温，归肺、脾经，有理气健脾、燥湿化痰等功效。关于陈皮的记载最早见于《神农本草经》，只是名称开始为"橘柚"，即"橘柚，味辛温。主胸中瘕热逆气，利水谷，久服去臭，下气通神"，主要涉及理气、健脾、消食的功用。南北朝时期《名医别录》又增加了止咳、利尿止泻等功用，原文为"下气，止呕咳，治气冲胸中，吐逆霍乱，疗脾不能消谷，止泻，除膀胱留热停水，五淋，利小便，去寸白虫，久服轻身长年。"其后的本草著作对陈皮的理气、止咳、化痰的功效进行了总结，如《本草拾遗》曰"能去气调中"，《药性论》曰"清痰涎，开胃治上气咳嗽，主气痢，破癥瘕痃癖，治胸膈间气"，《日华子本草》曰"消痰止咳，破癥瘕痃癖"，《珍珠囊》曰"利肺气"等。随着历代医家的临床验证，陈皮理气健脾、燥湿化痰的功效逐步确定。到了明清时期，随着本草学家和医家对陈皮本草功用认识的深入，对其给予高度总结，陈皮的功效得以最终确定。如《本草备要》中记载："调中快膈，导滞消痰，……皆取其理气燥湿之功。"《本草分经》中记载："能散能和，能燥能泻，利气调中，消痰快膈，宣通五脏，统治百病。"这与现代药典所记述的"理气健脾，燥湿化痰"已经基本一致了。

⊙ 厚朴：燥湿消痰，下气除满

厚朴味苦、辛，性温，入脾、胃、肺、大肠经，有燥湿消痰、下气除满等功效，主治湿滞伤中、脘痞吐泻、食积气滞、腹胀便秘、痰饮喘咳。厚朴是一种古老的药材，其临床应用也非常广泛。《神农本草经》将厚朴列为中品，开胸顺气丸、藿香正气丸、木香顺气丸、鳖甲煎胶囊、保济丸、香砂养胃丸等传统中药及新药中均以厚朴为主药。

⊙ 苍术：健胃安脾，利小便

苍术味辛、苦，性温，入脾、胃、肝经，有燥湿健脾、祛风湿等功效。苍术是中医常用药材，主治湿阻中焦、风寒湿痹、脚膝肿痛、痿软无力、雀目夜盲。苍术苦温辛烈，为运脾要药。《景岳全书》记载的柴平汤中就用生苍术，重在祛湿。《摄生众妙方》中记载苍术经炮制，主要功效是健脾理气。《珍珠囊》中记载："能健胃安脾，诸湿肿非此不能除。"《本草纲目》中有提到："治湿痰留饮……及脾湿下流，浊沥带下，滑泻肠风。"《新修本草》中称其能"利小便"。

⊙ 藿香：和胃气，化食积

藿香味辛，性微温，归肺、脾、胃经，有快气、和中、辟秽、祛湿等功效，属于理气药的范畴。《药品化义》中记载："藿香，其气芳香，善行胃气，以此调中，治呕吐霍乱，以此快气，除秽恶痞闷。且香能和合五脏，若脾胃不和，用之助胃而进饮食，有醒脾开胃之功。"指出藿香能够强脾健胃，通过健脾胃的方式，加快体内湿气的

运化。《本草正义》称其为妙品："藿香，清芬微温，善理中州湿浊痰
涎，为醒脾快胃，振动清阳妙品。"《珍珠囊》中记载藿香有"补卫
气，益胃气，进饮食，又治吐逆霍乱"等好处。《本草再新》则称藿
香有利于除风化湿，正所谓"解表散邪，利湿除风，清热止渴"。

⊙ 佩兰：发表解暑

佩兰味辛，性平，归脾、胃、肺经，有芳香化湿、醒脾开胃、发
表解暑等功效，用于湿阻中焦、脾经湿热证，症见急性肠胃炎、脘
痞呕恶、口中甜腻、口臭、多涎、舌苔垢腻、解暑辟湿表证、头胀
胸闷等。关于佩兰的功效，《本草纲目》中记载："佩兰气香而温，味
辛而散，是足太阴经、足厥阴经之药。因脾喜芳香，肝宜辛散，脾
气舒，则三焦通利而正气和；肝郁散，则营卫流行而病邪解。"藿香
和佩兰经常在一起使用，藿香有解表的作用，佩兰行气的作用更强，
两者一起用，可以很好地祛除中焦湿气，振奋脾胃阳气。

⊙ 砂仁：女性必备

砂仁味辛，性温，归胃、脾、肾经，有化湿开胃、温脾止泻、理
气安胎等功效，其范畴属于化湿药。李时珍曾评价砂仁说："补肺醒
脾，养胃益肾，理元气，通滞气，散寒饮胀痞，噎膈呕吐，止女子
崩中，除咽喉口齿浮热，化铜铁骨哽。"中医认为，凡是出现胸脘痞
闷、腹胀食少、腹痛泄泻、胎动不安、妊娠恶阻等症状，都可以用
砂仁配合其他中药材来治疗。

⊙ 车前子：阳气不足者慎服

车前子味甘，性微寒，归肝、肾、肺、小肠经，有清热祛湿、利尿通淋、明目和窍、祛痰肃肺等功效，主治水肿胀满、热淋涩痛、暑湿泄泻、目赤肿痛、痰热咳嗽等病症。关于车前子，《神农本草经》中记载："主气癃、止痛，利水道小便，除湿痹。"《药性论》中记载："能去风毒，肝中风热，毒风冲眼目，赤痛障翳，脑痛泪出，去心胸烦热。"《本草纲目》中记载："止暑湿泻痢。"尤其需要注意的是，凡内伤劳倦、阳气下陷、肾虚精滑及内无湿热者慎服。

⊙ 茵陈：久服轻身

茵陈味苦、辛，性微寒，阴中微阳，无毒，入足太阳、少阳之经。《本草新编》中记载："专治瘅症发黄，非黄症，断不可用。"也就是说，茵陈专治黄症，不是真的引起发黄的病症一定不要用。《本草经解》中记载："主风湿寒热邪气，热结黄胆，久服轻身益气。"茵陈对风湿、寒湿、湿热均有效，对黄疸尤为有效。《药鉴》中也有这种说法："治风湿寒热黄胆，及遍身发黄，小便不利。"

⊙ 香薷：发汗解表，和中化湿

香薷味辛，性微温，归肺、胃经，有发汗解表、和中化湿等功效。据本草考证及药源普查，我国古代曾将同科香薷属及牛至属的一些植物同作香薷，至今部分地区仍沿袭了这一传统。香薷素有"夏月之麻黄"的说法，它长于疏表散寒、祛暑化湿。宋代《太平惠民和剂局方》中有一香薷饮，由香薷、厚朴、扁豆三味药组成，三物合用共奏外解表寒，有内化暑湿之效。

⊙ 荷叶：清凉解暑，止渴生津

荷叶味苦，性平，归肝、脾、胃经，有清热解暑、升发清阳、凉血止血等功效，可用于治疗暑热烦渴、暑湿泄泻、脾虚泄泻、血热吐衄、便血崩漏等症状。《本草纲目》记载，荷叶可以"生发元气，散瘀血，消水肿"。《本草再新》认为荷叶有"清凉解暑，止渴生津"的功效。《本草通玄》则记载其可以"开胃消食，止血固精"。荷叶可药食两用，入食味清香、可口宜人，入药可理脾活血、祛暑解热，治疗暑天外感身痛及脾湿泻泄。

第 5 章

不做无用功，
对应症状祛湿中药汤

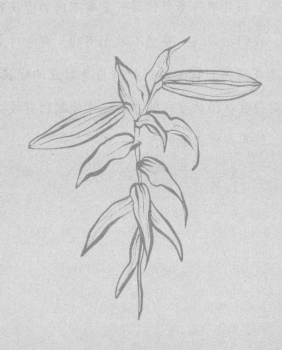

我们已经知道，体内湿气重有很多症状表现，而且不同类型的湿气重有不同的症状表现。我们祛湿气，要想不做无用功，避免对身体造成伤害，就必须得针对自身对应的症状，用对应症状的祛湿气的方法，才能起到有效祛湿、改善身体机能的作用。

山药鸡汤——补脾气，改善肠胃功能

　　一般情况下，肠胃功能紊乱或有缺陷的人，通常有腹痛、腹泻、腹胀、反酸、打嗝、恶心、呕吐等症状表现，这可能都是因为脾出了问题。

　　在中医理论中，脾主运化，是气血生化之源，是后天之本。脾气亏虚，有失健运，久而久之，就会产生肠胃问题。而造成脾气虚弱的原因有很多，要么是先天禀赋不足，或素体脾胃虚弱；要么是后天失于调养；要么是饮食不节，饮食不规律，饥饱失常；要么是劳累过度，或者忧思日久，损伤脾胃；要么是年老体衰的自然表现；要么是大病、久病之后，元气未复，失于调养。脾气亏虚，运化功能失常，导致气血生化动力不足，就会形成脾气虚证，引起肠胃问题。

　　那么，针对这些症状，我们除了要从源头上改善生活或饮食习惯，还要注意饮食调养，多吃一些补脾气、改善肠胃功能的食物。下面给大家介绍一道可以有效改善脾胃功能的中药汤品——山药鸡汤。

⊙ 山药鸡汤 DIY

材料 新鲜山药 500 克，党参、白术、茯苓各 10 克，炙甘草 3
克，生姜 3 片，红枣 5 个，土鸡半只。（1 人份）

做法 鸡肉和山药切块，将以上所有材料加入煮沸的水中，用
电锅煮成鸡汤后，放温即可食用。

功效

山药性甘平、无毒，具有补脾、益肾、养肺、止泻、敛汗等功
效。对脾虚的个体来说，山药既能补脾气，又能补脾阴。因此，山
药是很好的进补食物药，有很高的药用价值。

党参有补中益气、健脾养胃、益肺补气、益气生津的功效，在临
床治疗中，医生常用党参代替人参，为气虚症状较轻的患者调理慢
性气虚证。

自古以来，白术就是健脾补脾的第一良药。在众多补脾的中药
中，白术的补脾效果最为显著。适量食用，可以很好地促进脾的新
陈代谢，保护脾免受湿气的损害，具有很好的健脾养脾、补气去燥
的滋补作用。

在日常生活中补脾，茯苓被称为"四季圣药"，意思是一年四季
都可以用的好药。之所以如此评价，是因为茯苓药食同源，性质非
常平和，就算常吃也不会出现上火之类的问题。

炙甘草则有健脾和胃的功效，常常用来治疗食欲不振、便溏等
疾病。

以上党参、白术、茯苓、甘草这四味中药，合起来就是被称为

"补气健脾第一名方"的四君子汤，不仅味道甘甜，而且健补脾胃，对改善脾胃气虚的症状非常有效。

另外，红枣有美容养颜、调理脾胃、开胃健脾、补气益血的功效。用这些食材煮成的山药鸡汤，不仅美味难挡，还能健脾补气，增进食欲，改善肠胃功能。

2

芡实猪肚汤——改善女性白带量多

很多女性都有白带量多的问题，甚至有的人在月经阶段非常容易引起湿疹疾病。对应症状，追本溯源，我们发现造成白带量多的根源是体内湿气太重。体内湿气过重，容易导致脾虚，造成湿气下注，从而使女性出现白带量多、有异味等情况，严重的还会导致妇科炎症。

要想白带恢复正常，最有效且最根本的方法就是祛除体内的湿气，把体内的湿气驱逐出去。下面推荐一道经典美味的祛湿中药汤品——芡实猪肚汤，女性朋友们可以学着做起来。

⊙ 芡实猪肚汤 DIY

材料 芡实 15 克，莲子 15 克，茯苓 10 克，淮山药 15 克，猪肚半个，米酒 10 毫升，姜片 3 片。（1 人份）

做法 猪肚切成薄片，将以上所有材料倒入煮沸的清水中，电锅炖煮烂熟后，加适量盐调味，放温后即可食用。

功效

芡实中的营养成分能起到祛湿止带的作用，使脾胃恢复健康状态，达到祛湿止血的功效。芡实不仅有祛湿的作用，还有益肾固精、健脾止泻、止带的作用。

莲子性平、味甘，有养心安神、益肾固精、健脾止泻的功效，适用于久泻、带下、遗精、虚烦失眠等症状。最重要的是，莲子健脾利尿，有一定的祛湿效果。通常情况下，芡实和莲子搭配在一起食用，可以起到健脾固涩的作用，但便秘的人不宜多食。

茯苓味甘淡，有利水渗湿、健脾和胃、宁心安神的功效，也有一定的祛湿效果。

淮山药并没有直接祛湿的功效，但是它有补脾的功效，相当于间接地促进体内湿气的排出。

此外，猪肚味甘、性温，具有补虚损、健脾胃的功效，可用于缓解虚劳瘦弱、胃疼痛、胃下垂、妇女赤白带下和小儿疳积等症状。

综上，这道芡实猪肚汤可以改善食欲不振、腹胀、腹泻、消瘦、妇女白带量多等问题。

藿香海带芽豆腐汤——补钙强骨，祛暑湿

夏季暑湿当令，天气酷热而湿气蒸腾。此时人体气机大都充斥于体表，体内五脏处于极度虚弱的状态，尤其是担负着消化食物和吸收营养任务的脾胃，很容易受到暑湿的侵害。其中脾喜干，最怕水湿，而胃热过度也容易造成食积不化，影响消化功能。

因此，对于夏季饮食，祛暑湿是重中之重。下面介绍的这道祛湿中药汤——藿香海带芽豆腐汤，不仅能够祛暑湿，还能补钙强骨，并且味道鲜美，各类人群均可食用。

⊙ 藿香海带芽豆腐汤 DIY

材料　藿香6克，生姜5片，海带芽8~10小条，豆腐1大块，盐少许。(1人份)

做法　生姜切丝，豆腐切小块，将以上所有材料倒入煮沸的清水中，煮成汤，加入适量盐调味即可。

功效

提到藿香，想必大家并不陌生，夏季中暑的时候，我们都会喝藿香正气水，里面的"藿香"就是此藿香。藿香有利肠胃、发汗、祛暑湿等功效，是夏季治疗暑湿的常用中药，可以改善暑湿引起的胸闷、腹痛、呕吐、腹泻和食欲差等症状。

夏天讲究养心，海带和藿香一起食用，不但可以增强二者凉血清热的作用，还可以起到辅助降低血糖、血脂和胆固醇的食疗作用，可有效预防动脉硬化和抗衰老等。但是需要注意，有甲亢史的人应遵医嘱食用，因为海带中含有丰富的碘，吃了可能会加重甲亢症状或者引起甲亢复发。此外，海带和豆腐含有丰富的钙质，可以补钙强骨，对筋骨很有帮助。

TIPS：喝中药汤只喝汤不吃渣?

鸡汤、肉汤、鱼汤等汤里主要的营养成分还在肉里，以蛋白质为例，汤里所含的只相当于肉中蛋白质的百分之七左右，其他如脂肪、维生素等含量也都不多。所以，提倡大家将汤与可以吃的内容物一起吃下去。

4

荷叶山楂黄瓜汤——改善高血脂、湿气重

　　从中医角度讲，血脂高共有三种类型，即痰湿壅盛型高血脂症、气滞血瘀型高血脂症和气血虚弱型高血脂症。一般来说，患有痰湿壅盛型高血脂症的人，大多身材肥胖，有浓痰、浑身乏力、嗜睡、肚子大、失眠健忘、脾气不好等症状。造成这种亚健康状况的原因多为：脾胃虚弱，脾胃功能失调；脾失健运，不能运化体内的水谷和津液；内分泌代谢紊乱，导致体内新陈代谢的垃圾无法正常排出。说白了，就是体内的垃圾、废水、毒水、污水没有排出去。因此，对于痰湿壅盛型高血脂症患者，祛湿可改善脾胃功能，使得人体该吸收的吸收，该排出的排出，就能从根本上改善痰湿体质，将血脂降低到正常水平。下面为大家介绍一道荷叶山楂黄瓜汤，可以让人摆脱高血脂、湿气重的亚健康状况。

⊙ 荷叶山楂黄瓜汤 DIY

　　材料　干荷叶 15 克，山楂 10 克，陈皮 6 克，黄瓜半根，盐少许。（1 人份）

做法 黄瓜去皮切小块，将以上所有材料一起倒入煮沸的清水中，煮 15 分钟后去渣滤汁，放温后即可饮用。

功效

荷叶具有消暑利湿、健脾升阳、散瘀止血、清热解暑、升发清阳、凉血止血的功效。荷叶粥或荷叶饭是夏天极佳的解暑食物。中药现代研究结果表明，荷叶有降血脂和降胆固醇的作用，而且对高血压的治疗也有一定的辅助作用，非常适合有高血压的中老年人食用。需要注意的是，身体瘦弱、气血虚弱的人慎食荷叶。

山楂有消食健胃、行气散瘀等功效，而且可以有效防治心血管疾病，具有扩张血管、强心、增加冠脉血流量、改善心脏活力、兴奋中枢神经系统、降低血压和胆固醇、软化血管及利尿和镇静的作用。尤其需要注意的一点是，现代实验研究表明，山楂提取液不仅能阻断亚硝胺的合成，还可以抑制黄曲霉素的致癌作用。所以，消化道癌症的高危人群应经常食用山楂，对于已经患有癌症的患者，若出现消化不良的状况时，也可以将山楂、大米一起煮粥食用，这样既可助消化，又能起到辅助抗癌的作用。但是需要注意，胃酸过多及胃溃疡患者须慎用。

陈皮有理气健脾、燥湿化痰、解腻留香、降逆止呕的功效，可用于治疗胸脘胀满、食少吐泻、咳嗽痰多等症状。陈皮由橘皮经晒干或晾干制成。作为一味理气、健胃、化痰的常用中药，用它泡水饮用，能清热、化痰、去燥。一般情况下，陈放的时间越久越好，放至隔年后，陈皮中不利于健康的挥发油含量减少，而黄酮类化合物含量增加，药用价值就会充分体现出来。

黄瓜有除热、利水、解毒、生津止渴、清热利尿等功效，能够促进新陈代谢，有降血脂、抗肿瘤、抗衰老、防酒精中毒、降血糖、减肥强体、健脑安神的作用。

TIPS：晒干的橘子皮可不是陈皮

很多人认为陈皮就是橘子皮，但是事实上，中药所用的陈皮和市面上的鲜橘子皮是两回事。陈皮要经过晾干炮制后才能成为陈皮，秋末冬初果实成熟时，将采收的青柑果皮，经年陈放后做成陈皮。而且陈皮之所以得此名，是因为陈放的时间越久，其药用价值越高。所以请记住，陈皮是一味理气、健胃的常用中药，但绝对不是新鲜的橘子皮。由于陈皮有一定的燥湿作用，因此气虚、燥咳、有胃火的人不宜多食用。

苍术冬瓜祛湿汤——除胀气、燥湿，治腹泻

中医将腹泻又称"泄泻"，以湿为主，即"湿多成五泄"，其病机关键在于脾虚湿盛，为长期饮食失调、劳倦内伤所致。正如《景岳全书·泄泻》中所说："泄泻之本，无不由脾胃。"由寒湿侵入体内造成的湿气重和脾胃病，其主要症状有恶心、厌食、胃胀气、有积水感、腹泻、胸闷等。因此，要治疗胀气、腹泻，重点在于祛湿健脾胃。脾胃的功能恢复正常，就能排除体内的寒湿，胀气、腹泻的症状自会消失。下面介绍的这道苍术冬瓜祛湿汤，就是能够祛除胀气、燥湿、治疗腹泻的有效药汤。

⊙ 苍术冬瓜祛湿汤 DIY

材料 苍术 15 克，泽泻 15 克，冬瓜 250 克，猪瘦肉 500 克，生姜片、盐、鸡精各适量。（1 人份）

做法 苍术、泽泻洗净，冬瓜、猪瘦肉洗净切块。猪瘦肉放入煮沸的清水中，焯去血水。将苍术、泽泻、冬瓜、猪瘦肉、生姜片一起放入锅内，加入适量清水，大火煲沸后，

用小火煲 1 小时，调味即可。

功效

苍术辛香而苦，具温燥之性，既能芳化湿浊，苦燥脾湿，除中焦秽浊之气，又能健运脾胃，促进运化，有健脾、燥湿、解郁、辟秽等功效，是燥湿健脾的重要药材，尤其对湿浊阻中、脾失健运而致的脘腹胀满、困倦乏力、食少纳差、呕恶泄泻、舌苔白腻等病症最为有效。泽泻具有利水渗湿、清湿热的功效，对于治疗高血脂症、糖尿病、脂肪肝和中风恢复期等均有明显疗效。冬瓜是一种对人体有着很好保健作用的瓜类蔬菜，有利水消痰、清热解毒的功效，而且自古以来就是减肥妙品，经常食用冬瓜对我们人体有很多好处。三者加在一起，能起到很好的排水利湿效果，还能健脾强胃，除胀气、治腹泻，推荐大家煲汤食用。

TIPS：煮汤不宜先放盐

因为盐有渗透作用，会使汤原料中的水分排出、蛋白质凝固，这样汤汁的鲜味就会不足。煮汤时，可以先放些香葱、胡椒、蒜、姜等调味，等汤要出锅时，再放入适量的盐调味即可。

6

砂仁猪心红枣汤——改善肠胃寒湿引起的呕吐

中医根据病因和体质的差别，将胃肠炎分为湿热、寒湿和积滞等不同类型。其中寒湿型胃肠炎大多为寒湿之气侵袭人体，导致脾胃受到损伤，体内湿气重且脾胃虚弱，会出现呕吐以及腹泻等症状，腹泻会出现清水样便。严重的可能还会因为胃肠道消化功能弱和消化不良导致营养吸收不足，胃肠道腐败性的物质和气体变多，引起全身酸痛、嗜睡、乏力等症状。一般情况下，除了药物治疗，为了缓解症状，可以进行腹部热敷，清淡饮食，吃易消化的食物，避免辛辣刺激性食物。结合中医艾灸进行治疗，效果会更好。注意饮食的同时，也可进行食疗，下面给大家介绍一道砂仁猪心红枣汤，既可以养心安神，又可以改善肠胃寒湿引起的呕吐。

⊙ 砂仁猪心红枣汤 DIY

材料 猪心 1 个，红枣 10 个，生姜 3 片，砂仁 6 克，米酒 20 毫升，盐少许。（1 人份）

做法　猪心洗净，将以上所有材料倒入煮沸的清水中，煮成汤，加适量盐调味即可。

功效

猪心是很常见的一种食材，一般情况下，人们用来煮汤或者煮粥食用率比较高，也可以卤煮食用。古代有"以形补形"的说法。猪心有补血养心、加强心肌营养的作用，可以增强心肌收缩力，常用于心神异常的病变，配合镇心化痰的药物食用，效果明显。虽然猪心营养价值高并且功效显著，但是也不可以多吃，因为过多食用或与五行阴阳相克的食物同吃，都会对身体造成非常不好的影响。

李时珍在《本草纲目》中曾提到："枣味甘、性温，能补中益气、养血生津。"红枣对治疗脾胃虚弱、食少便溏、气血亏虚等病症有很大的辅助作用。常吃红枣可治疗身体虚弱、神经衰弱、脾胃不和、消化不良、劳伤咳嗽、贫血消瘦等病症，而且，红枣在养肝防癌方面功能尤为突出。

砂仁性温、味辛，具有行气调中、和胃醒脾的功效，可用于治疗湿浊中阻、腹痛痞胀、胃呆食滞、呕吐泻泄、妊娠恶阻、胎动不安等病症。此外，砂仁是一味具有温补性质的重要药材，可以改善脾胃寒湿引起的腹胀、呕吐、腹泻等症状。

综上所述，这道砂仁猪心红枣汤可以养心安神，有效改善心悸、失眠、贫血等症状，同时还可以有效改善肠胃寒湿引起的呕吐和腹泻。

TIPS：怎样处理猪心的异味？

买回猪心后，立即在少量面粉中"滚"一下，放置 1 小时左右，再用清水洗净，这样烹炒出来的猪心味美纯正。

第 6 章

寒湿、湿热、风湿，
对应体质祛湿中药茶

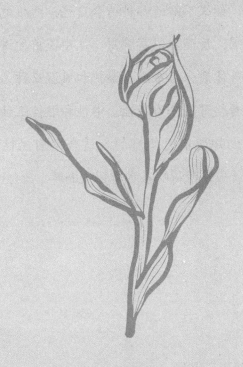

平时上班太忙，所以我们大多数人会选择购买市面上的祛湿茶喝。但是，祛湿茶的种类繁多，如果不知道哪种适合自己，随机地买中药茶喝，反而会伤害脾胃。从中医角度讲，人的湿气体质分为寒湿、湿热和风湿三种，而一般性食物可以分为寒性、中性和温性三种。既然我们知道不同体质的人适合不同属性的食物，就应该懂得喝茶也需因人而异。

1

暑湿较重：车前扁豆茶、金橘荷叶茶、香薷祛湿茶、藿香饮

每年长夏之季湿气当令，空气相对湿度较大，即人们生活环境中的外部湿气很大。早在清代初期，新安医家汪昂就提出"暑必兼湿"。当环境温度较高时，人体就要借汗液的蒸发排出热量，此时，空气湿度就显得尤为重要，因为当空气湿度较高时，汗液蒸发速度就会很慢，人体就会有不舒服的感觉。长夏时节的典型特征就是高温伴着高湿（例如夏季雷雨来临前或刚过后），此时很容易发生中暑现象。

此外，"暑湿"这个词语还有一定的地域性内涵。南方尤其是气候偏湿热的东南地区，人们较容易形成湿热体质。

然而，致使人们形成湿热体质的原因不只是环境中的湿气，也有人体内部的因素。每年长夏湿气当令，五脏中的脾与之相应。中医把"湿"称为"阴邪"，而脾为至阴之脏，喜燥恶湿，所以脾气在长夏的时候最旺盛。如果长夏湿气过盛，则最易伤脾。另外，脾主运化水液，其特点是阳气易衰、阴气易盛，湿邪侵袭人体后最易伤害

脾阳，而脾阳虚弱则有助于湿邪的侵入。再加上现代人爱吃、常吃膏粱厚味之品，且运动量减少，更给湿邪增加了可乘之机。

知道了暑湿的来源，我们还要知道怎么化解体内积累或外部侵入的暑湿之气。一般来说，运动锻炼是最好的方式，但是对于不爱运动的大多数人而言，喝适合自身体质祛暑湿的中药茶，也是不错的选择。

⊙ 车前扁豆茶 DIY

材料 车前子 10 克，淡竹叶 6 克，干荷叶 6 克，白扁豆 15 克。（1 人份）

做法

做法一：所有材料用水洗净后，加入约 800 毫升的水，大火煮开，小火再煮 10 分钟，熄火后焖 5 分钟，去渣后即可饮用。

做法二：所有材料用水洗净后，放入泡茶的壶中，加入热开水，水量以浸过药面 1 厘米为宜，泡 5 分钟后即可倒出当茶饮用，一壶可泡 2~3 次。

功效

车前子有利尿止泻、清湿热的功效。白扁豆可以有效改善脾胃虚弱、暑湿、呕吐、腹泻等症状，此外还有解河豚毒、酒毒的作用。车前扁豆茶特别适合觉得头重、食欲差、容易腹泻、感觉烦热的人。

⊙ 金橘荷叶茶 DIY

材料　金橘 3 颗，荷叶、竹叶、藿香各 6 克。（1 人份）

做法

做法一：所有材料用水洗净后，加入约 800 毫升的水，大火煮开，小火再煮 10 分钟，熄火后焖 5 分钟，去渣后即可饮用。

做法二：所有材料用水洗净后，放入泡茶的壶中，加入热开水，水量以浸过药面 1 厘米为宜，泡 5 分钟后即可倒出当茶饮用，一壶可泡 2~3 次。

功效

金橘不仅能生津止渴，还有开胃健脾、理气化痰的功效。此外，金橘还含有丰富的天然维生素 C，可以有效改善皮肤健康状况，预防色素的沉淀，让我们的皮肤变得更加有弹性、有光泽。荷叶具有消暑利湿、健脾升阳、散瘀止血、清热解暑、升发清阳、凉血止血的功效。荷叶粥或荷叶饭是夏天极佳的解暑食物。金橘荷叶茶适合一般人群饮用，小孩子可加少许冰糖调味饮用，特别适合觉得头重、食欲差、容易腹泻、感到烦热的人饮用。

⊙ 香薷祛湿茶 DIY

材料　香薷 3 克，扁豆 10 克，厚朴 6 克，陈皮 6 克，生甘草 3克，菊花 3 克。（2 人份）

做法

做法一：所有材料用水洗净后，加入约 800 毫升的水，大火煮开，小火再煮 10 分钟，熄火后焖 5 分钟，去渣后即可饮用。

做法二：所有材料用水洗净后，放入泡茶的壶中，加入热开水，水量以浸过药面 1 厘米为宜，泡 5 分钟后即可倒出当茶饮用，一壶可泡 2~3 次。

功效

香薷对治疗暑湿性感冒非常有效，对暑湿性感冒引起的头痛、畏寒、发热、呕吐、腹泻等症状的治疗效果非常明显。另外，香薷还可以改善水肿症状，治疗脚气。扁豆有健胃消暑的功效，可以改善脾胃虚弱和夏天暑湿引起的呕吐、腹泻，还能解酒毒。厚朴有化湿导滞、行气平喘、化食消痰、驱风镇痛等功效，可以有效治疗湿困脾胃。陈皮的功效为理气健脾、燥湿化痰，用于治疗胸脘胀满、食少吐泻、咳嗽痰多等症状。生甘草可以缓解脾胃气虚、倦怠乏力等。菊花味苦偏寒，有清热解毒的功效，在各种疮疡肿毒的治疗上也有着非常不错的效果。和前面的茶饮一样，香薷祛湿茶特别适合觉得头重、食欲差、容易腹泻、感到烦热的人饮用。

⊙ 藿香饮 DIY

材料 藿香 10 克，炒苏子 10 克，炒麦芽 10 克。（2 人份）

做法

做法一：所有材料用水洗净后，加入约 800 毫升的水，大火煮开，小火再煮 10 分钟，熄火后焖 5 分钟，去渣后即可饮用。

做法二：所有材料用水洗净后，放入泡茶的壶中，加入热开水，水量以浸过药面 1 厘米为宜，泡 5 分钟后即可倒出当茶饮用，一壶可泡 2~3 次。

功效

藿香可以解暑开胃、理气止呕，是夏季治疗暑湿的常用药。炒苏子就是炒紫苏子，紫苏子即紫苏的干燥成熟果实，有降气止咳、行气化痰、和胃润肠、平喘清肺、通便、降血脂、降血压的功效。炒麦芽是我们常见的一种食材，炒麦芽煎煮成水服用，对丁腹胀以及胸肋骨疼痛有很好的调节作用，又可以疏肝理气。藿香饮可以有效改善感冒引起的呕吐，以及夏天食欲不振、胃肠闷胀的症状。

2

肠胃湿气较重：白术茶饮、首乌佛手茶、陈皮糙米茶、陈皮茶

肠胃是人体非常重要的分解消化食物的器官。不健康的饮食习惯或者湿邪入侵肠胃，都会造成肠胃亏虚。由于胃肠运化能力不足而引发气滞积食的问题，西医认为这是胃肠功能紊乱的症状，而中医则认为是胃肠湿热。如果肠胃出现湿气重的问题，就会大大影响其对食物的消化功能，比如经常会出现消化不良、食欲不振、大便软黏的情况，严重的甚至还会引发剧烈的胃痛，而且碰上阴天下雨的潮湿天气，这些问题会更加严重。若出现肠胃湿气重的情况，需要及时进行治疗，才能更好地恢复健康。

肠胃湿气重的调理方法主要是从日常生活起居做起。比如保持室内干爽通风，以防外湿；在饮食上，注意健脾祛湿，多吃鲫鱼、胡萝卜、苹果、淮山等，能慢慢缓解湿气重的情况，而且肠胃系统关系到营养及水分代谢，最好的方式就是适量均衡饮食；在运动方面，通过运动流汗祛除体内多余的湿气，对于健康十分有益。除了这些方面可以改善，食疗茶饮方面起的效果也不容小觑，比如中药茶饮，

对肠胃湿气重的调理有很大的促进作用。

⊙ 白术茶饮 DIY

材料 白术 10 克，红枣 3 个，炒麦芽 10 克。（1 人份）

做法 所有材料用水洗净后，加入约 600 毫升的水，大火煮开，小火再煮 10 分钟，熄火后焖 5 分钟，去渣后即可饮用。

功效

白术有补气健脾、燥湿利水、止汗、安胎等功效，可用于调理改善脾虚食少、食欲不振、消化不良、腹胀腹泻、头晕水肿、痰饮眩悸、自汗和胎动不安等症状。红枣自古就有"百果之王""天天吃红枣，一生不显老""五谷加红枣，胜似灵芝""要使皮肤好，粥里加红枣"等诸多美誉。它不仅是人们喜爱的果品，也是一味滋补脾胃、养血安神、治病强身的良药，与白术共用，能补中益气、健脾胃，从而达到增加食欲、止泻的功效。炒麦芽性平、味甘，能行气消食、健脾胃、疏肝解郁，可用于改善食积不消、脘腹胀痛、脾虚食少等问题。这道白术茶饮可以改善小儿易流口水的症状，还可以改善肠胃功能，健脾祛湿。

⊙ 首乌佛手茶 DIY

材料 制何首乌 10 克，佛手 10 克，厚朴 6 克。（1 人份）

做法 所有材料用水洗净后，加入约 600 毫升的水，大火煮开，小火再煮 10 分钟，熄火后焖 5 分钟，去渣后即可饮用。

功效

《本草分经》这样记载何首乌："苦，甘，温。补益肝肾，涩精气，养血，化虚痰，乌须发，消痈肿，疗疟痢。补阴而不滞不寒，强阳而不燥不热，为调和气血之圣药。"何首乌有乌发养生、延缓衰老、补肝肾、益精血、强筋骨、解毒、润肠通便的功效。佛手具有疏肝理气、和胃止痛的功效，可用于改善肝胃气滞、胸胁胀痛、胃脘痞满、食少呕吐等消化问题。它不仅有较高的观赏价值，还具有强大的养生保健及药用功能，素有"北有人参，南有佛手"之称。厚朴有燥湿消痰、下气除满的功效，可用于治疗湿滞伤中、脘痞吐泻、食积气滞、腹胀便秘、痰饮喘咳等消化系统的问题，是除胀气、燥湿、治腹泻和消痰平喘的重要中药材。这道首乌佛手茶不仅能养肝补血、乌头发，还能行气健脾胃。

⊙ 陈皮糙米茶 DIY

材料 糙米 2 汤匙，陈皮 6 克。（1 人份）

做法 干锅小火炒糙米至焦香，放凉后储存备用。将 2 汤匙糙米和陈皮放入 500 毫升热开水中，放温后即可饮用。

功效

陈皮有理气健脾、燥湿化痰的功效，可用于治疗或改善胸脘胀满、食少吐泻、咳嗽痰多、肠胃气滞等症状。糙米能起到健脾养胃、补中益气、调和五脏、镇静神经、促进消化吸收等作用。这道陈皮糙米茶看似简单，实则大有裨益，可以有效健脾开胃，祛除肠胃湿气。

⊙ 陈皮茶 DIY

材料 陈皮、佛手 6 克，玫瑰花 5 朵。（1 人份）

做法

做法一：所有材料用水洗净后，加入约 600 毫升的水，大火煮开，小火再煮 10 分钟，熄火后焖 5 分钟，去渣后即可饮用。

做法二：所有材料用水洗净后，放入泡茶的壶中，加入热开水，水量以浸过药面 1 厘米为宜，泡 5 分钟后即可倒出当茶饮用，一壶可泡 2~3 次。

功效

陈皮素有"一两陈皮一两金，百年陈皮胜黄金"的美誉，可以健脾、开胃、养肝，还能止咳化痰、燥湿祛痰、理气和中。现代医学发现的陈皮挥发油，可以缓和消化道所受的刺激，利于排出积气，对食积不消、腹胀的改善效果良好，且对咳嗽痰多的症状也能有所缓解。佛手具有疏肝理气、和胃止痛的功效，可用于改善肝胃气滞、胸胁胀痛、胃脘痞满、食少呕吐等消化问题。玫瑰花味辛、甘，性微温，有理气解郁、化湿和中、活血散瘀、调理肝胃等功效。这道陈皮茶不仅可以行气健胃，改善胃胀痛和胃痛的问题，还可以舒缓紧张的情绪，同时还有化痰的功效，特别适合吞咽时感觉痰梗的人群。

3

祛湿去脂：柠檬梅子绿茶、轻身祛湿茶

　　如果体内湿气过重，湿气就会在体内大量地堆积起来，舌头也会被水湿泡得又大又肿，覆盖着又厚又白的舌苔，边缘还有齿痕。此外，这些水湿通常爱堆积在下身腹部、腿部，它们和脂肪混在一起，形成我们所说的"痰湿"，让人看上去更胖，拉出的大便里也有大量的水湿，进而导致便溏、大便不成形的问题。

　　对于肥胖想减肥或者高血脂降不下来的人，祛湿去脂应该是最需关心的问题。之所以"祛湿"在前，"去脂"在后，是因为对于去脂来说，祛湿更重要，祛湿是切断脂肪增多的源头问题，只有祛除湿气，然后再去脂肪，才能更好地恢复健康。

　　然而肥胖的人大都体虚，减肥方式无非节食、运动化脂，这是在给虚弱的身体做减法，不考虑身体内部根源的问题，不仅瘦不下来，还会减出更多的病来。正确的做法是增补和减法一起做，但增补是前提，只有好好地调理脾胃、增补气血，才能真正瘦身成功！既然如此，那下面就为大家介绍两道调理脾胃、增补气血的茶饮方。

⊙ 柠檬梅子绿茶 DIY

材料　柠檬 3 片，乌梅 3 个，山楂 10 克，陈皮 6 克，绿茶 3
克，冰糖适量。（1 人份）

做法

做法一：所有材料用水洗净后，加入约 600 毫升的水，大火煮
开，小火再煮 10 分钟，熄火后焖 5 分钟，去渣后即可饮用。

做法二：所有材料用水洗净后，放入泡茶的壶中，加入热开水，
水量以浸过药面 1 厘米为宜，泡 5 分钟后即可倒出当茶饮用，一壶
可泡 2~3 次。

功效

柠檬性温、味苦，无毒，具有止渴生津、祛暑安胎、疏滞、健
胃、止痛等功效，可以利尿、调节循环，尤其适合浮肿虚胖的人。
乌梅不光酸甜可口，还有很多不为人知的功效和作用。乌梅性平、
味酸，而且是药食同源的一种食物，含有丰富多样的有机酸，其酸
味会刺激唾液的分泌，有生津止渴的作用。山楂具有健脾益胃的功
效，《本草纲目》中记载："凡脾弱，食物不克化，胸腹酸刺胀闷者，
于每食后嚼二三枚，绝佳。"陈皮可以健脾、开胃、养肝，还能止咳
化痰、燥湿祛痰、理气和中等。这道柠檬梅子绿茶可以有效改善夏
天消化不良和食欲不振的症状，还可以去油腻、降油脂、生津止渴。
需要注意的是，胃酸过多、胃痛不适的人不宜大量饮用。

⊙ **轻身祛湿茶 DIY**

材料 薏苡仁 15 克，荷叶、陈皮、山楂、厚朴各 6 克，决明子 10 克。（1 人份）

做法 所有材料用水洗净后，加入约 800 毫升的水，大火煮开，小火再煮 10 分钟，熄火后焖 5 分钟，去渣后即可饮用。

功效

薏苡仁又名薏米，是常用的中药，又是普遍食用的食物。《神农本草经》将薏苡仁列为上品，它可以治湿痹、利肠胃、消水肿、健脾益胃，久服轻身益气。在夏季煎熬饮服，能暖胃、益气血。荷叶味苦、辛、微涩，性凉，归心、肝、脾经，清香升散，具有消暑利湿、健脾升阳、散瘀止血、清热解暑、升发清阳和凉血止血的功效。陈皮可以健脾、开胃、养肝，还能止咳化痰、燥湿祛痰、理气和中等。山楂味酸、甘，性微温，归脾、胃、肝经，有消食健胃、行气散瘀的功效。厚朴的树皮、根皮、花、种子及芽皆可入药，以树皮为主，有化湿导滞、行气平喘、化食消痰、驱风镇痛等功效，是用于除胀气、燥湿及治疗腹泻和消痰平喘的重要中药材。决明子性凉，味甘、苦，具有清肝益肾、清热明目、润肠通便的功效。这道轻身祛湿茶具有消食祛湿、减脂去油的功效。

4

痰湿较重：二陈汤、三子养亲汤、车前子茶

痰湿体质也就是常说的"喝水都发胖"的体质。中医认为，"脾为生痰之源，肺为储痰之器"。如果脾的运化功能较弱，体内多余的湿气和聚久形成的痰就无法顺畅地代谢出体外，进而会形成痰湿滞留在身体内部，还可能引起一些病症，比如糖尿病、痛风、眩晕、失眠，还有脂肪代谢异常等一系列问题，以及心、脑血管疾病等。

所以，日常生活中的三高（高血糖、高血压、高血脂）者多有痰湿，而且除了虚胖，痰湿体质的人平时可能会觉得咽喉经常有痰，吐不干净，常常需要清一下喉咙。

对于痰湿较重的体质，我们不仅要增加痰湿的去路，还要减少痰湿的来源。首先，可以多吃一些健脾利湿的食物，比如山药、薏米、茯苓、芡实、冬瓜、丝瓜、荷叶、山楂、海带、陈皮，等等。其次，要远离容易滋生痰湿的肥甘厚味食物，比如酸奶、巧克力、甜点、蛋糕、面包和一些生冷的水果，等等。相比这些方法，最简便的就是茶饮了，只需将水煮开，放进材料浸泡，就可以饮用了。下面为大家介绍的三道茶饮方都非常适合痰湿较重的人。

⊙ 二陈汤 DIY

材料 陈皮 6 克，姜半夏 6 克，茯苓 10 克，炙甘草 3 克，生姜 3 片。（1 人份）

做法 所有材料用水洗净后，加入约 800 毫升的水，大火煮开，小火再煮 10 分钟，熄火后焖 5 分钟，去渣后即可饮用。

功效

陈皮味苦、辛，性温，归肺、脾经，具有理气健脾、燥湿化痰的功效，可以有效地改善肠胃气滞。相对于生半夏，姜半夏毒性已减，性偏温燥，具有燥湿化痰、降逆止呕的功效，对人体的脾胃健康是非常有好处的。茯苓味甘、淡，性平，药用价值非常高，适当地服用一些茯苓，可以起到非常不错的利水渗湿、益脾和胃、宁心安神的功效。炙甘草能够补中、缓急、止痛、益气、和胃，与人参、白术、茯苓配伍做成四君子汤，对人体有补中益气、健脾养胃的作用。生姜作为芳香性辛辣健胃药，有温暖、兴奋、发汗、止呕、解毒等作用。这道二陈汤可以改善很多健康问题，比如咳嗽痰多、色白易咯，腹胀、恶心或呕吐，头晕目眩，肢体困倦和身体沉重感，等等。

⊙ 三子养亲汤 DIY

材料 紫苏子、白芥子、莱菔子、贝母、陈皮各 6 克。（1 人份）

做法 将紫苏子、白芥子和莱菔子一起用布包起来，所有材料用水洗净后，加入约 800 毫升的水，大火煮开，小火再煮 10 分钟，熄火后焖 5 分钟，去渣后即可饮用。

功效

紫苏子味辛，性温，归肺、脾经，具有降气、消痰、平喘、润肠的功效，可用于治疗风寒感冒、咳嗽呕恶、妊娠呕吐、鱼蟹中毒。白芥子有利气豁痰、温中散寒、通络止痛的功效，可用于治疗痰饮咳喘、胸胁胀满疼痛、反胃呕吐、中风不语、肢体痹痛麻木、脚气、阴疽、肿毒、跌打肿痛。莱菔子有降气化痰、消食导滞的功效，可用于治疗食积气滞、下痢后重、咳嗽多痰、脘腹胀满、腹泻和气逆喘满。贝母有清热化痰、降脂降压、散结开郁的功效，可以有效治疗痰热咳喘以及肺热燥等问题。陈皮可以改善肠胃气滞的问题。这道三子养亲汤可以用来辅助治疗慢性咳嗽、痰多、胸闷、食欲不振等问题。

⊙ **车前子茶 DIY**

材料 车前子 10 克，贝母、瓜蒌仁各 6 克，枇杷叶 10 克。（1人份）

做法 所有材料用水洗净后，加入约 800 毫升的水，大火煮开，小火再煮 10 分钟，熄火后焖 5 分钟，去渣后即可饮用。

功效

车前子味甘、淡，性微寒，归肺、肝、肾、膀胱经，有清热利尿、渗湿止泻、明目、祛痰等功效，可用于治疗小便不利、淋浊带下、水肿胀满、暑湿泻痢、目赤障翳、痰热咳喘。贝母有清热化痰、降脂降压、散结开郁的功效，可以有效治疗痰热咳喘以及肺热燥等问题。瓜蒌仁味甘，性寒，归肺、大肠经，有润肺化痰、润肠通便的功效，可用于治疗肠燥便秘，以及燥痰咳嗽、咳痰稠厚。枇杷叶是止咳的常用药，具有清肺止咳、和胃降逆、止渴的作用。这道车前子茶不仅可以改善慢性咳嗽以及痰多的问题，还可以改善高血压。

5

利湿排毒：黑豆茶、祛湿排毒茶

饱受湿热困扰的人群大都表现为口苦、口干、口黏、渴不欲饮，有些人还会出现面赤唇红、口舌生疮的现象，甚至有上腹胀满、腹痛、里急后重、舌质红且舌苔黄腻、脉滑数或弦数或濡数的症状。而体内湿气过重，也很容易导致毒素的堆积，进而造成肥胖问题、火气大或者皮肤出现红疹、瘙痒。

有以上问题的朋友，要想改善体质，一定要做好祛湿排毒。祛湿排毒有很多好处，比如可以保持身体内分泌的稳定，保证各个脏腑器官的功能运作正常。湿气对身体有很大危害，会导致女性患者月经失调等，因此要注意定期对身体进行祛湿排毒。

在日常生活中可以多做运动，通过运动排汗的方式把体内的湿气和毒素排出来。祛湿食物方面，我们可以吃一些薏米或是赤小豆来祛除身体中的湿气，排除身体的毒素。此外，新鲜的胡萝卜排毒效果也比较好，它能清热解毒、润肠通便，有利于毒素的排出。平时，我们也可以多吃一些地瓜，地瓜能促进肠胃蠕动，有助排便。生活起居方面，注意不要熬夜、早睡早起，规律睡眠作息。茶饮方面，为大家推荐两款祛湿排毒中药茶——黑豆茶和祛湿排毒茶。

⊙ 黑豆茶 DIY

材料 炒黑豆 15 颗，生甘草 3 片，扁豆 15 颗。（1 人份）

做法

做法一：所有材料用水洗净后，加入约 600 毫升的水，大火煮开，小火再煮 10 分钟，熄火后焖 5 分钟，去渣后即可饮用。

做法二：所有材料用水洗净后，放入泡茶的壶中，加入热开水，水量以浸过药面 1 厘米为宜，泡 5 分钟后即可倒出当茶饮用，一壶可泡 2~3 次。

功效

黑豆具有高蛋白、低热量的特性，有活血、利水、祛风、清热解毒、滋养健血、补虚乌发的功效。需要注意的是，刚买回家的黑豆，先用小火炒 30 分钟，炒出香味之后，放入密封罐保存。生甘草味甘，能助湿壅气，令人中满，可用于治疗胃痛、腹痛及腓肠肌挛急疼痛、气喘咳嗽等。扁豆是甘淡温和的化湿健脾药，可治疗脾胃虚弱、食少便溏、久泻痢疾、妇女带下、小儿疳积，以及夏秋季感受暑湿之邪引起的呕吐、胸闷、腹胀、泄泻等症状。这道黑豆茶具有利湿解毒的功效。

⊙ 祛湿排毒茶 DIY

材料 茵陈 10 克，炒黑豆 10 克，生甘草 3 克。（1 人份）

做法

做法一：所有材料用水洗净后，加入约 600 毫升的水，大火煮开，小火再煮 10 分钟，熄火后焖 5 分钟，去渣后即可饮用。

做法二：所有材料用水洗净后，放入泡茶的壶中，加入热开水，水量以浸过药面 1 厘米为宜，泡 5 分钟后即可倒出当茶饮用，一壶可泡 2~3 次。

功效

茵陈有清热利湿、退黄疸的功效，主要可用来治疗黄疸、小便不利、湿疮瘙痒、传染性黄疸型肝炎等。炒黑豆有活血、利水、祛风、清热解毒、滋养健血、补虚乌发的功效。生甘草则可用于治疗胃痛、腹痛及腓肠肌挛急疼痛、气喘、咳嗽等。因此，这道祛湿排毒茶可以很好地祛湿解毒。

湿气重易水肿：胃苓汤、五皮饮

湿气过重可能会引发水肿、皮疹，或者其他过敏现象，所以在湿气重的时候，应该做好排湿工作，这样可以防止引起水肿等疾病。平时更需要护理好自己的身体，增强体质，提高免疫力，防止病毒的入侵。

夏天可以适当地吹空调，将空调调到除湿功能，可以轻松祛除屋子里的湿气，也可以减少湿气的入侵，降低患病的概率。在平时可以适当吃一些辣椒及其他辛辣食品，这样能帮助更好地排出湿气。如果辅助以食疗茶饮，将会更好地促进人体祛除湿气。

⊙ 胃苓汤 DIY

材料 苍术、厚朴、陈皮各 6 克，白术、茯苓、猪苓、泽泻各 10 克，肉桂、生甘草各 3 克，生姜 3 片。（1 人份）

做法 所有材料用水洗净后，加入约 800 毫升的水，大火煮开，小火再煮 10 分钟，熄火后焖 5 分钟，去渣后即可饮用。

功效

苍术味辛、苦，性温，归脾、胃、肝经，有健脾、燥湿、解郁、辟秽等功效，可以治疗湿盛困脾、倦怠嗜卧、脘痞腹胀、食欲不振、呕吐、泄泻、痢疾、疟疾、痰饮、水肿、时气感冒、风寒湿痹、足痿、夜盲等症状。厚朴的树皮、根皮、花、种子及芽皆可入药，以树皮为主，有化湿导滞、行气平喘、化食消痰、驱风镇痛等功效，是用于除胀气、燥湿、治疗腹泻和消痰平喘的重要中药材。陈皮可以健脾、开胃、养肝，还能止咳化痰、燥湿祛痰、理气和中。白术有健脾益气、燥湿利水、止汗、安胎的功效，可用于治疗脾虚食少、腹胀泄泻、痰饮眩悸、水肿、自汗、胎动不安。茯苓可利水渗湿、健脾安神。猪苓有利水渗湿的功效，可用于治疗小便不利、水肿、泄泻、淋浊和带下。泽泻（根茎）是传统中药之一，性寒，有利水渗湿的功效，可用来减缓动脉粥样硬化的形成，还可用于治疗梅尼埃病、血脂异常、遗精、脂肪肝及糖尿病等。肉桂性大热，味辛、甘，归肾、脾、心、肝经，有补火助阳、引火归源、散寒止痛、活血通经的功效，主要用于治疗阳痿、宫寒、心腹冷痛、虚寒吐泻、经闭、痛经、温经通脉等症状。生甘草可用于治疗胃痛、腹痛及腓肠肌挛急疼痛、气喘咳嗽等。生姜作为芳香性辛辣健胃药，有温暖、兴奋、发汗、止呕、解毒等作用。总之，这道胃苓汤可以改善腹部胀满、消化不良、腹泻、小便不利、身体浮肿等问题。

⊙ 五皮饮 DIY

材料 桑白皮6克，陈皮6克，生姜皮6克，大腹皮6克，茯苓皮6克。（1人份）

做法 所有材料用水洗净后，加入约800毫升的水，大火煮开，小火再煮10分钟，熄火后焖5分钟，去渣后即可饮用。

功效

桑白皮有止咳、去水肿的作用，主要用来清肺热、消水肿，可以治疗咳嗽、肺热痰多和小便不利。陈皮可以健脾、开胃、养肝，还能止咳化痰、燥湿祛痰、理气和中。生姜皮性味辛凉，有利尿消肿的功效，用于治疗小便不利、水肿等症状。大腹皮具有下气宽中、行水消肿的功效，可以有效治疗脘腹痞胀、脚气、水肿等问题。茯苓皮是茯苓的黑色外皮，药效非常高，可以利水消肿，用于治疗水肿、小便不利等症状，常与生姜皮、桑白皮、陈皮、大腹皮配伍，即五皮饮。综上所得，一道五皮饮可以改善身体沉重、四肢沉重、腹部胀满、呼吸易喘、小便不利、小便量少等问题。

白带：完带茶、完湿茶

据报道，有超过 60 多种疾病与湿气有关，如肥胖、水肿、腹胀、湿疹、皮炎、痤疮、泌尿系统感染、女性白带增多瘙痒等。

的确，体内湿气过重，容易导致脾虚、湿气下注，使得女性出现白带多、有异味等情况，严重时还会导致阴道炎症。经常居住在潮湿环境，或者经常让身体受湿受潮的女性，体质会比较差，在经期前后会有四肢疲倦、低热难退、月经量少、痛经等症状。

而且对于湿热体质或喜欢吃辛辣油腻等食物的人，容易造成内环境火大、湿气重，从而诱发阴道炎或导致阴道炎反复。对于这类人的身体调理，要先从祛湿下手。下面跟大家分享两道祛湿气效果很好的茶饮方。

⊙ 完带茶 DIY

材料 白术 10 克，山药 10 克，白芍 6 克，苍术 6 克，车前子 10 克，党参 10 克，生甘草 3 克，柴胡 6 克，陈皮 6 克，炒荆芥 3 克。（1 人份）

做法 所有材料用水洗净后，加入约 800 毫升的水，大火煮开，小火再煮 10 分钟，熄火后焖 5 分钟，去渣后即可饮用。

功效

白术有补气健脾、燥湿利水、止汗、安胎等功效，可用于调理改善脾虚食少、食欲不振、消化不良、腹胀腹泻、头晕水肿、痰饮眩悸、自汗和胎动不安等症状。山药味甘、无毒，生者性凉，熟则化凉为温，入肺、脾、肾经，可以补脾养胃、生津益肺、补肾涩精，可用于治疗或调养脾虚食少、久泻不止、肺虚喘咳、肾虚遗精。白芍有疏肝理气、柔肝养血、缓中止痛、平肝敛阴等功效，可用于治疗头痛眩晕、胁痛、腹痛、四肢挛痛、血虚萎黄、月经不调、自汗、盗汗。苍术味辛、苦，性温，归脾、胃、肝经，有健脾、燥湿、解郁、辟秽等功效，可以治疗湿盛困脾、倦怠嗜卧、脘痞腹胀、食欲不振、呕吐、泄泻、痢疾、疟疾、痰饮、水肿、时气感冒、风寒湿痹、足痿、夜盲。车前子味甘、淡，性微寒，归肺、肝、肾、膀胱经，有清热利尿、渗湿止泻、明目、祛痰等功效，可用于治疗小便不利、淋浊带下、水肿胀满、暑湿泻痢、目赤障翳、痰热咳喘。党参有补中益气、生津、健脾益肺的功效，可用于治疗脾胃虚弱、气血两亏、体倦无力、食少、口渴、久泻、脱肛、喘虚咳嗽、内热消渴。生甘草则可用于治疗胃痛、腹痛及腓肠肌挛急疼痛、气喘咳嗽等。柴胡为清虚热中药，可用来治疗感冒发热、寒热往来、疟疾、肝郁气滞、胸胁胀痛、脱肛、子宫脱落、月经不调等问题。陈皮可以健脾、开胃、养肝，还能止咳化痰、燥湿祛痰、理气和中。荆芥

或炒荆芥最常用来治疗风寒感冒引起的发热、头痛，对无汗头痛特
别管用。综上所述，这道完带茶可以有效改善精神疲倦、胃口差、
妇女白带量多、大便不成形、脚部微微水肿等症状。

⊙ 完湿茶 DIY

材料　党参 10 克，白术 10 克，茯苓 10 克，生甘草 3 克，扁豆
　　　　10 克。（1 人份）

做法　所有材料用水洗净后，加入约 800 毫升的水，大火煮开，
　　　　小火再煮 10 分钟，熄火后焖 5 分钟，去渣后即可饮用。

功效

党参有补中益气、生津、健脾益肺的功效，可用于治疗脾胃虚
弱、气血两亏、体倦无力、食少、口渴、久泻、脱肛、喘虚咳嗽、
内热消渴。白术有补气健脾、燥湿利水、止汗、安胎等功效，可用
于调理改善脾虚食少、食欲不振、消化不良、腹胀腹泻、头晕水肿、
痰饮眩悸、自汗和胎动不安等症状。茯苓可以利水渗湿、健脾安神。
生甘草可用于治疗胃痛、腹痛及腓肠肌挛急疼痛、气喘咳嗽等。扁
豆是甘淡温和的化湿健脾药，可治疗脾胃虚弱、食少便溏、久泻痢
疾、妇女带下、小儿疳积，以及夏秋季感受暑湿之邪引起的呕吐、
胸闷、腹胀、泄泻等症状。总之，这道完湿茶不仅可以有效改善脾
胃功能、健脾止泻，也可以治疗量多、色白、质地较稀的妇女虚寒
型白带。

第 **7** 章

经络不通，用药无功

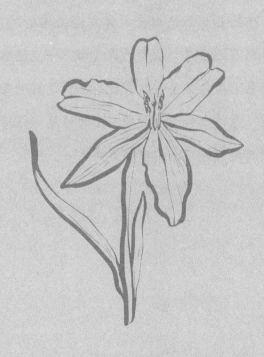

中医指出，气血是人体生存必需的物质，而经络贯通全身，负责运输气血，一旦经络受到堵塞，身体的某些器官就得不到足够的营养物质，身体也会因此受损。由此可见，保持经络畅通是身体健康的重要条件之一。

1

经络不通，火气就养成了

《黄帝内经》曰："经脉者，决生死，处百病，调虚实，不可不通。"中医认为，经络正如其名，就像是我们身体内一个交错纵横的网络。在这个网络中，"点"是穴位，"经"是路径，"络"是网络。就像路径和水网将小镇村庄联系到一起一样，经络遍布全身，联系着人体的各个脏腑组织器官，气血在其中运行，输送营养和信息。如果全身运行气血、联络脏腑肢节、沟通表里上下的通道不通了，身体自然会产生很多疾病，这理解起来并不难。

但是为何经络不通，人们容易上火呢？下面我们重点以肾和心为例来解释一下。

中医认为人的五脏分属五行，其中肺属金，心属火，脾属土，肝属木，肾属水。五行相生相克，与之对应的五脏也是一样。对属火的心和属水的肾来说，心火需要肾水来涵养，否则心火越烧越旺，人就会出现口干口渴、口腔溃疡、心烦易怒等症状；如果肾水一直涵养不了心火，心血耗伤，就会出现盗汗、睡眠不安等阴虚火旺的症状。

肾水之所以抑制不了心火，一个原因是肾水不足，也就是中医上常讲的心肾不交。另一个原因就是经络不通，即抑制心火的肾水运输到心部的经络堵塞，导致肾水不能及时到达心部，因此心火就烧起来了。

经络不通会导致心火旺盛，也有可能造成肝火旺盛。肝气在全身经络中畅通，可以疏通全身的气机，一旦经络不通，肝气的疏通受到阻碍，不能得到正常疏泄，就会出现肝火旺或者肝血虚、肝阴虚的情况。肝气不畅也会影响其他脏腑气机，比如脾、胃。肝气畅通的情况下，脾气升扬清气，胃气下降浊气；当肝气疏泄出现问题，则脾气不能升，胃气不能降，从而引起消化不良、腹胀、腹痛、便秘等症状。

以上两种由心火旺盛和肝火旺盛引起的上火都属于普遍现象，如果你此时正在进补，会更容易出现上火的各种症状。经络不通会影响气血运行，此时不管你用什么药物进行补益，都起不到应有的效果。比如经络不通引起的胃火旺盛，就是因为经络不通导致消化所得的水谷精微物质无法正常转输到身体各处，导致胃中积热，引起相应的上火症状。这就是所谓的"经络不通，用药无功"。

⊙ 造成经络不通的原因

影响全身经络畅通的因素有很多，但主要都是生活方式或生活习惯的问题，其中比较典型的原因有三个。

第一，喜食肥甘厚腻，或食量过大，喜欢吃垃圾食品，造成体内湿气过重。湿气在体内积聚凝结，日积月累，就会造成经络堵塞。

> **POINT**
>
> 经络就像路径和水网一样遍布全身，气血在其中运行。

第二，缺乏运动。现代人普遍没有养成良好的运动习惯，工作时久坐不动，下班后还是继续以久坐、躺卧为主，没有运动消耗，人体内新陈代谢产生的多余的垃圾、毒素无法及时排出体外，就会造成经络不通的问题。

第三，情志因素。经常生气，导致气机郁结，也会让经络受阻。相应地，人体中任何一条经络不通都会出现对应的情志问题。比如，肺经不通容易出现悲伤情绪，肝经不通容易发怒，脾经不通容易抱怨，肾经不通会有压力感，心包经不通会感到压抑，胆经不通会有焦虑感，心经不通就会斤斤计较，胃经不通会容易急躁，小肠经不通会容易哀愁，大肠经不通会感到懊恼，膀胱经不通会容易情绪消沉，三焦经不通会容易紧张。

⊙ 经络不通自测方法

中医认为"通则不痛，痛则不通"。因此，在日常生活中，我们自己可以用捏肉法来判断经络是否通畅。具体方法为：用手捏自己身上的肉，尤其是腿上的胃经、胆经、肝经、肾经及上臂的三焦经、心经、小肠经等经脉循行的部位，如果捏着非常痛，那么说明你可能存在经络不通的问题，而且痛得越厉害说明经络堵塞得越严重。

⊙ 保持经络通畅的方法

◇日常生活养经络

在日常生活中：首先，要经常运动，这样才能活血益气，让气血周流全身，经络就能通畅；其次，要保持心情舒畅，心态平和，同时还要保持规律的作息和健康的饮食习惯；最后，经络不通的人还可以通过刮痧、按摩、拔罐、刺血、整脊等方法疏通经络。

◇遵循"四季养生法"养经络

春季是养肝经、胆经的最佳时机。提倡早睡早起，多食酸味食物。

夏季要养好心经、心包经。在最炎热的长夏，要养好脾经、胃经，忌饮食生冷、辛辣，忌多汗。

秋季是养肺经、大肠经的最佳时机。最好不吃瓜类，提倡多吃果类。

冬季的重点是养好肾经、膀胱经。多用热水泡脚，多食干果类食物和黑芝麻、黑米等补肾的食物。

◇去火小妙招——击头养生平阴阳

击头法可以平衡阴阳，健脑益智。头为诸阳之会，最怕堵也最容易堵，如果每天适度地敲击头部，可以有效疏通经脉，促进气血流动。

具体方法为：直接用五指敲打，从前发际开始，密密地敲打20下，到头颈交界处，再敲击20下；然后在左右2厘米处再各敲打1次。敲打时身体要放松，以感到头在微微震动为最佳力道。

肺经：哮喘、咳嗽、感冒都可调理

　　肺经是手太阴肺经的简称，是十二经脉之一。肺经起于胃部，与胃、肺和大肠紧密相连。但凡与呼吸有关的疾病，如哮喘、咳嗽、感冒等都可以通过肺经上的大穴来治疗或调理。一条肺经上有 11 穴，身体左右两侧对称，所以肺经上共有 22 穴。

⊙ 手太阴肺经循行路线

　　手太阴肺经起于中焦胃部，向下联络大肠，回过来沿着胃上口，穿过膈肌，进入肺脏。从肺脏沿着气管、喉咙横行出于腋下，沿上臂内侧下行，走行于手少阴心经、手厥阴心包经的前面，向下经过肘窝，沿着前臂内侧前缘，进入寸口（桡动脉搏动处），沿着大鱼际边缘，出于拇指的桡侧端。其支脉由腕后分出，走向食指桡侧端，与手阳明大肠经相接。

　　可以看出，手太阴肺经属肺，联络大肠，与胃、气管、喉咙相连。

⊙ 肺经的功能

中医有"肺朝百脉"的说法，肝在丑时（凌晨 1~3 点）把血液推陈出新之后，将新鲜血液提供给肺，通过肺送往全身。所以，人在清晨面色红润，精力充沛。寅时（凌晨 3~5 点），有肺病者反应最为强烈，可能因剧咳或哮喘而醒。

肺经主管人体的营气 *和呼吸系统，可改善咽喉不适、气短等症状，并且能起到清除肺部垃圾的作用。经常调理疏通肺经可保证肺部的正常运行，有效预防肺部疾病。

肺经不通的人怕风、易汗、咽干、咳嗽、皮肤干燥、容易过敏，可能患有过敏性鼻炎，严重的甚至气短胸翳，面色无华。经常调理疏通肺经可有效改善肺部疾病以及咽喉不适、气短等症状，并且起到清除肺部垃圾的作用。肺经在寅时最旺，在此时按揉或者推肺经效果最佳。

⊙ 推肺经

沿着肺经的循行路线，用大拇指指腹用力推按上肢部分路线10~20 次，直到局部发红、发热为止。在推肺经的过程中，要注意列缺、太渊和鱼际这 3 个重点穴位。肺经气血是从胸部开始走向手部的，因此在刺激重点穴位时，应顺应气血的流向，也就是肺经的循行路线，从列缺开始，然后是太渊，最后是鱼际。在推肺经的时候，可以在推

---

* 注：由饮食水谷所化生的精气，行于脉内，具有化生血液、营养周身的功能。

到这 3 个穴位时，以顺时针方向按揉 1~3 分钟，也可以先推肺经 20 次左右，然后再重点对这 3 个穴位进行按揉，当然先后顺序不能变。

肺经循行于上肢内侧，所以平时在看电视、等车或其他的空闲时间，都可以用手掌来推一推或者拍一拍肺经。虽然一天当中寅时肺经最旺，但在这个时间段，很多人都还在熟睡中。因此，为了不影响睡眠，可以在白天的某个时间段刺激肺经，比如在足太阴脾经时段与脾经一起进行刺激，同样可以得到良好的效果。

中医认为"秋季应肺"，秋天气候干燥，容易肺燥上火，可能会生出不少疾病。因此秋季也需要多多刺激肺经，以防肺燥上火。同时还要注意，不管是推肺经，还是拍打肺经，力度一定要轻，轻度拍打是补，若用力过重就是泻了。推肺经的方向是从上向下推，即顺着肺经的循行方向推。在按揉重点穴位时，列缺和太渊两个穴位是血脉聚集的地方，按揉时动作力道要轻柔，但鱼际穴处肌肉较厚，可以稍微用力，但也不要用力过重。经常推肺经，不仅可以使肺经得到伸展，让肺脏得到锻炼和滋养，还可以防治感冒等呼吸系统疾病。

⊙ 去火小妙招——甘蔗清肺热

甘蔗，尤其是归肺、胃经，味甘而性凉的青皮甘蔗，是清肺热的最佳食品之一，除了含有丰富的糖分和水分外，还含有大量对人体新陈代谢非常有益的维生素等物质，味道清甜并带有花香味的汁水可以清热、滋阴、润燥。在我国南方地区，老百姓习惯用它来煲制各种甜汤。

3

心经：常敲可安神

心经是手少阴心经的简称，是十二经脉之一。心经一共有 18 个腧穴，左右各 9 穴，其中 1 个穴位在腋窝部，8 个穴位在上肢掌侧面的尺侧。本经腧穴主要治疗心、胸、神志病及经脉循行部位的其他病症。

⊙ 手少阴心经循行路线

手少阴心经起于心中，出属心系（心脏与其他脏器相连的脉络），内行主干向下穿过横膈，继续向下联络小肠。其上肢分支从心系向上行于肺，再向下斜出于腋窝，沿上臂内侧后缘，肱头肌内侧，至肘窝内侧，经前臂内侧后缘到达掌后锐骨端，进入掌中，沿小指桡侧，出于末端，与手太阳小肠经相接；上行分支从心系向上，挟咽喉两旁，连于目系（眼球内连于脑的脉络）。

由此可见，心经联系着心、心系、小肠、肺、目系、喉咙。

⊙ 敲心经

经常敲小指尖端直到腋窝，也就是手臂掌面靠近小指的那一条线。在敲小臂时常有酸痛感，敲大臂时常有电麻感，这些都是正常的经络感觉，感觉明显，效果就好。经常敲心经不仅有利于心脏健康，而且心主神明，还有安神的作用。心经旺在午时，也就是中午11~下午 1 点，这时人体的阳气最为旺盛，然后开始向阴转化，阴气逐渐上升。心为君主之官，疏通心经，气血畅通，对人体健康很重要。

⊙ 弹拨极泉穴，对心、脑疾病很奏效

极泉穴是手少阴心经的要穴，在腋窝顶点，当上臂外展时，腋窝中部的动脉搏动处即是此穴。极泉穴在腋窝内，所以不便针灸，但是我们可以用弹拨手法按压极泉穴，就能够快速改善因气血不畅引起的心悸、胸闷、气短、呼吸困难、失眠、神经衰弱以及心、脑疾病，达到自我保健的目的。对于患有病毒性心肌炎的儿童，家长可以让孩子仰卧，以拇指和其余四指相对，拿揉患儿上肢内侧肌肉10~15 次，并用食指、中指点按极泉穴 1~3 分钟，也有很好的辅助治疗作用。

弹拨极泉穴的主要操作手法是：先用手指点按在穴位上，稍微加力至有点酸胀的感觉，然后向旁边拨动，注意拨动时手指的力度不要减弱，一般会有麻感顺着手臂向下传导到手指。

⊙ 手臂屈伸不利，点揉少海穴

少海穴在肘关节处，屈肘，在肘横纹内侧与肱骨内上踝连线的中点，即肘横纹尺侧纹头凹陷处。本穴名的意思是心经的本部经水汇合于本穴，本穴物质由青灵穴水湿云气的冷降之雨和极泉穴的下行之血汇合而成，汇合的本部水液宽深如海，故得此穴名。

少海穴可以用来治疗肘关节及其周围组织的病变，比如屈伸不利、落枕、前臂麻木及肘关节周围软组织疾患等，治疗时主要是在穴位上进行点揉。

⊙ 按摩神门穴，提神醒脑

神门穴位于手腕掌面关节小指侧、腕横纹中，将腕横纹分成6等分，自尺侧到桡侧，第1等分与第2等分交界点处即是。用脑一段时间后，脑力疲劳、头昏脑胀，需要提神解乏，或神昏、晕厥、癫痫发作，需要醒脑开窍，都可以按摩神门穴。按摩神门穴，能鼓舞头面部气血。用脑后和缓按揉，能够解除疲乏，振作精神。救急时重力按陷，有助于提神醒脑。按摩时，一手屈肘张掌，掌心向上，在胸前处，另一手四指由前臂外侧托在下方，拇指指端放在神门穴处，用指端甲缘按掐，一掐一松，连做14次；之后一手屈肘张掌，掌心向上，在胸前处，另一手拇指指端放在神门穴处，其余四指并拢，按托在手腕背面，用拇指指端推擦，连做1分钟。（按摩的时候屈肘张掌，掌心朝上，有助于定位神门穴。按摩时应缓慢地按揉，力量不需要太大，也不用追求所谓的酸胀感，力量大了反而不好。）

⊙ 去火小妙招——炖雪梨汤滋阴去火

将百合和雪梨一起炖汤服用，有滋阴去火、清热除烦、生津泻火等功效。此汤十分适合阴虚火旺、热病后阴虚，易上火体质，以及因体质偏热引起的头晕头痛、口苦咽干等病症。制作方法为：取百合 30 克、雪梨 1 个、冰糖适量，将百合用清水浸泡一夜，次日连同清水一起倒入砂锅内，再加半碗清水，煮 1.5 个小时，待百合煮烂，加入去皮、去核、切块的雪梨及冰糖，再煮 30 分钟即可。

4

脾胃经：生气血，胖人健康瘦，瘦人能强壮

脾胃的生理功能对人体极为重要，如果脾胃二经脉气通调，阳气旺盛，机体的新陈代谢便和顺协调。三焦气化功能协调平衡，水气得以化为精微排出体外，人体正常生理活动才能维持。

脾经，即足太阴脾经，起于隐白穴，止于大包穴，左右各 21 穴，每日巳时（上午 9~11 点）是脾经当令的时段，也是草动蛇行的时间，此时周身气血俱注于脾。胃经是足阳明胃经的简称，循行于身体正面，从头到脚，一侧有 45 穴，左右两侧共 90 穴。胃经在胸腹腔内的运行路线，描述了脾胃相联系的路线，所以调理胃病时一般要脾胃同调。

⊙ 足太阴脾经循行路线

足太阴脾经起于足大趾内侧端，沿足大趾内侧赤白肉际，上行过内踝的前缘，沿小腿内侧正中线上行，与足厥阴肝经相交分出行于肝经之前，向上经过膝关节和大腿内侧前缘，进入腹部，属脾，络胃，向上穿过膈肌，沿食道两旁，连系舌根，散于舌下。

胃部分支从胃分出，上行通过膈肌，注于心中，与手少阴心经相交。

⊙ 推腹法检测脾经问题

腹部分布有脾经的多个穴位，推腹部就能把脾经在腹部的部分全给推了。脾经通常都在人体中线旁开4寸的位置上，如果这个位置上有痛点，那就说明有脾经不通的问题。

⊙ 推揉脾经

打通脾经最好的方法就是推揉，具体方法为：顺着脾经的循行线路，由小腿内侧开始，向上推揉到大腿内侧，再往上到腹部；手握空拳，用掌面一侧大鱼际部，顺着气血的走向，先推小腿，再推大腿，最后是腹部；先用左手推右侧的脾经，再用右手推左侧的脾经，每侧10分钟，每天推揉1次，这个过程需要长期坚持。

在推揉的过程中，为了加强防治效果，还可以重点按揉隐白穴、三阴交穴、阴陵泉穴、血海穴这4个穴位。巳时（上午9点~11点），脾经当令，如果脾经上有不通畅的地方，此时推揉效果最好。除了这个时间段，其他任何时间，只要有空闲，也可以随时推揉脾经。另外，根据中医"长夏应于脾"的说法，长夏时节（小暑至立秋这个时段）暑湿严重，脾土最恶暑湿，此时更要多刺激脾经。

⊙ 足阳明胃经循行路线

足阳明胃经起于鼻翼旁，挟鼻上行至内眼角，与足太阳膀胱经相交，向下沿鼻外侧，进入上齿中，又出来环绕口唇，向下左右两脉交会于颏唇沟处，再向后沿下颌骨后下缘到大迎穴处，沿下颌角上行过耳前，经过下关穴，沿发际到达额前。

面部分支从大迎穴前方下行到人迎穴，沿喉咙向下后行至大椎，折向前行入缺盆，下行穿过膈肌，属胃，络脾；下行分支从缺盆出体表，沿乳中线下行，挟脐两旁，下行至腹股沟；胃下口分支从胃下口幽门处分出，沿腹腔内下行，与直行之脉会合，而后下行大腿前侧，至膝膑沿下肢胫骨前缘下行至足背，入足第二趾外侧端；腿部分支从膝下 3 寸处分出，下行入中趾外侧端；足背部分支从足背上分出，前行入足大趾内侧端，与足太阴脾经相交。

⊙ 敲胃经

敲胃经一定要按照胃经的循行路线一路敲打下来，至于胃经在面部的一部分循行，我们可以将双手微张，然后用十个手指腹轻轻用力从上向下叩击。每天早上 7~9 点间正好是我们洗脸的时间，可以利用洗脸或擦护肤品的机会，对经过面部的胃经加以刺激，多揉一揉，不仅要擦匀护肤品，而且要在擦匀之后，继续做 10 次左右的擦脸动作。这个动作虽然简单，但实际功效非比寻常。另外，人体的面部不仅有胃经的循行路线，还有其他经脉的循行路线。因此，这个擦脸的动作可以刺激到多条经脉。

当叩击到颈部时，可以改用手掌轻轻拍打，到肌肉较多的大腿部位时，可以改用捶打的方式。

关于通过敲打方式疏通经络的原则，中医有句话叫"宁失其穴，勿失其经"，意思是我们可以顾及不到每个穴位，但要保证刺激到整条经络。因此，我们在敲打胃经时，可以根据前面给出的循行路线进行敲打，最初可以参照穴位图，慢慢熟悉后，没有循行路线图一样能很自然地敲打。敲打时以让局部产生酸胀感为宜。

辰时（早上7~9点）胃经当令，经过一夜的身体消耗，此时正是给胃经补给能量的时间。在饭后0.5~1个小时敲打胃经，调理胃肠的效果最好。但是，一定要注意，刚吃完饭时不要敲打胃经，因为此时血液都集中在胃内进行消化，一旦敲打，气血运行他处，胃就无法充分消化食物。还要注意敲打的方向，由上向下敲时是补，由下向上敲时是泻。脾胃虚弱、胃口不佳时可以从上向下敲，而胃火较大时，要从下往上敲。

脾胃是气血生化之源，起着给五脏六腑提供能量的作用。一旦脾胃功能虚弱，人们就会产生常见的胃胀、腹痛等消化不良的症状，同时还会导致无力、疲倦等吸收障碍，长此以往，会导致脏腑虚弱。只有脾经和胃经都畅通了，气血生化源源不断，湿气过重的肥胖者才能健康地瘦下来，易上火的消瘦者才会逐渐强壮起来。

⊙ 去火小妙招——秋梨膏去火消痰

秋梨被誉为"百果之宗"，有润肺清痰、降火除热、镇静安神、消炎止痛的功效。秋季易生痰火，食用秋梨膏是一个不错的选择。

5

肝经：春季敲打最宜

肝经，即足厥阴肝经，在经络养生里有比较特殊的地位，维系着肝这个"将军之官"。它的气机是否通畅，影响着全身的气机。足厥阴肝经一侧有 14 个穴位，左右两条合起来共有 28 个穴位，包括大敦、太冲、曲泉、足五里、章门、期门等。

⊙ 足厥阴肝经循行路线

足厥阴肝经起始于足大趾背毫毛部，向上沿着足背内侧，离内踝 1 寸处，上行小腿内侧，离内踝 8 寸处，与足太阴脾经相交，向上入膝腘窝内侧，沿着大腿内侧进入阴毛中，环绕阴部，至小腹，夹胃旁，属于肝，络于胆；向上通过膈肌，分布于胁肋部，沿气管之后，向上进入颃颡，连接目系（眼睛与脑的联系），上行出于额部，在头顶处与督脉交会。

肝经目部分支从"目系"下向颊里，环绕唇内；肝部分支从肝分出，穿过膈肌，向上注于肺，与手太阴肺经相接。

本经与胃、肺、咽喉、外阴、目、脑等相联系。

⊙ 敲肝经

肝经主要集中在大腿内侧，操作时可以采用平坐的姿势，将一条腿平放在另一条腿上，然后手握空拳，从大腿根部一直敲打到脚部，或者用按摩捶敲打。也可以平躺在床上，一条腿伸直，另一条腿向内弯曲，让另一人来帮忙敲打，每条腿敲 3~5 分钟。

除了敲打法，还可以用拔罐的方法。用真空拔罐器拔罐，罐留在皮肤上 10~20 秒即可，甚至可以拔上去就拿下来，只要皮肤有一点红色即可，千万不要拔出红色印子。可以沿肝经循行的方向拔，连续拔 3~4 次。

按照时辰养生来说，丑时（凌晨 1~3 点）肝经当令。肝藏血，中医认为"卧则血归于肝"，此时段人们最好进入深度睡眠，这样更利于肝血的代谢。要注意的是，肝经当令的时候不宜敲打肝经，最好在其同名经手厥阴心包经当令的时候敲打，即下午 7~9 点，与心包经一同进行敲打刺激。另外，春应肝，春季应加强对肝经的锻炼和刺激，且对肝经的刺激应更侧重于泻。因此敲肝经时力度要稍重一些，并且要慢、长，方向为逆向敲打。

⊙ 敲曲泉穴，能防乳腺小叶增生

国内外中医名家均表示，从他们多年的从医经验来看，大多数乳腺小叶增生患者的致病原因有三种：一是生活、工作等不顺引起的肝气郁结；二是外感秋燥而没有及时排出体外；三是患者本身属于燥金体质，被体内燥气所逼。然而不管是哪种原因，既然肝气郁结导致了肝经堵塞，就要及时疏散。疏散肝气的方法除了服用药物，还有敲打左腿的曲泉穴。

曲泉穴在足厥阴肝经上，是足厥阴肝经的合穴，位于两腿膝盖处的内侧，很容易找到，敲起来也很方便。利用空闲时间敲一敲左腿的曲泉穴，或者用冬桑叶敷在左腿曲泉穴上，这两种方法都可以疏散肝经之郁结，有效预防乳腺小叶增生。

⊙ 去火小妙招——龟苓膏润燥去火

龟苓膏有润燥去火、滋阴补肾、润肠通便的功效，特别适用于经常熬夜、容易上火、便秘以及有痤疮的人群。晚上爱吃夜宵的话，龟苓膏是最适合的选择之一。不过，龟苓膏属于寒性食物，胃寒、脾虚、空腹、经期者和孕妇不宜食用。

6

肾经：冬季最适合养胃、推肾经

肾经是足少阴肾经的简称，是人体十二经脉之一，与背部的足太阳膀胱经相互表里。肾经起于足小趾，经过涌泉穴到内踝，沿着小腿和大腿内侧向上延伸到脊柱，通过肝脏和横膈膜进入肺部，支脉经过肺部最后经过咽喉与手厥阴心包经相衔接。肾经一侧有 27 个穴，左右对称共 54 个，其治病范围和经脉循行的路线有直接关系。比如肾经循行经过肺和咽喉，就对这些部位的相关疾病有一定的治疗作用。它和膀胱经相表里，对水肿、尿路炎症也有积极的治疗作用。由此来看，肾经在疾病的诊治和保健中都有十分重要的作用。

⊙ 足少阴肾经循行路线

足少阴肾经起于足小趾之下，斜走于足心，从舟骨粗隆的下方出来，沿着内踝后缘，向上沿小腿内侧后缘，到达腘窝内侧，上行经过大腿内侧后缘，进入脊柱内，穿过脊柱，属于肾，联络膀胱。

肾脏直行分支从肾上行，穿过肝脏和膈肌，进入肺，沿着喉咙，到达舌根两旁；肺部分支从肺中分出，联络心，注于胸中，与手厥阴心包经相接。

此经属肾，络膀胱，与肝、肺、心、喉咙、舌根相联系。

⊙ 推肾经

坐姿、站姿均可，用手掌或手握空拳，沿着正中线从心口至小腹上下推揉，可以隔着一层薄衣服推揉，每次推揉 5~8 分钟，每天推揉 1 次。酉时（下午 5~7 点）肾经当令，在此时推揉肾经或者刺激重点穴位，可获得最佳效果。另外，肾应冬，因此冬季也是最适合养肾、推肾经的时节。

肾经上的穴位多具有调养气血、补肾壮腰等功效。肾经在下肢循行部位比较浅，对肾经上的穴位进行按摩、拍打、刮痧、拔罐、针灸可疏通经络、益肾固精、强健腰膝，并对一些疾病有一定的辅助治疗作用。

⊙ 然谷穴——消除心火的妙穴

然谷穴是肾经上的荥穴，荥穴属火，肾经属水，然谷穴的作用就是平衡水火。有的中年女性总想喝水，心里老起急，就是心火比较旺盛的表现，按揉然谷穴就可以用肾水把心火降下来。另外，然谷穴还是专门治消渴症即糖尿病的要穴。

然谷穴位于内踝前下方，足舟骨粗隆下方凹陷中。按摩手法为先用大拇指用力往下按，按下去后马上放松。当大拇指按下去时，穴位周围乃至整个腿部的肾经上都会有强烈的酸胀感，但随着手指的放松，酸胀感会马上消退。等酸胀感消退后，再按上面的方法按，如此重复 10~20 次。双脚上的然谷穴也要按，如果是自己按摩，两处穴位可以同时进行。

⊙ 水泉穴——活血通络

水泉穴是肾经上的郄穴，按揉郄穴对治疗急性疾病有好处。比如按揉水泉穴可以快速缓解急性膀胱炎。有些女性经期月经量少、小腹胀痛，都是因为经络不畅、经血下不来导致的。水泉穴有活血通络的作用，对于这类女性，它的通经效果非常好。

水泉穴位于内踝后下方，当太溪直下 1 寸，跟骨结节内侧凹陷处。按摩手法为用拇指按住水泉穴，先做向心方向推按，再顺时针方向揉按。按摩时以出现酸胀、麻痛的感觉为宜，每次按 5~10 分钟，可以有效缓解痛经的症状。

⊙ 交信穴——外散寒冷水湿

交信穴是专门调理女子月经的一个大穴。当女性月经到期不来或者有崩漏、淋漓不止等情况时，按揉交信穴可以得到很大的改善。

交信穴位于小腿内侧，当太溪穴直上 2 寸，复溜穴前 0.5 寸，胫骨内侧缘的后方。按摩手法为抓住脚踝，以手指指腹向下按压，并作圈状按摩。

⊙ 去火小妙招——少嗑瓜子

　　瓜子是很多人聊天看剧的必备零食，但嗑瓜子吐瓜子皮时，会将口水一并吐掉，从而耗伤体内的阴津，容易出现上火的症状。因此，爱嗑瓜子的朋友要节制一下，一次不能吃太多，一旦出现口干、没食欲等情况，要记得多咽几次口水，多补充水分。

第 8 章

人人都可上手做的
艾灸、穴位按摩、泡脚

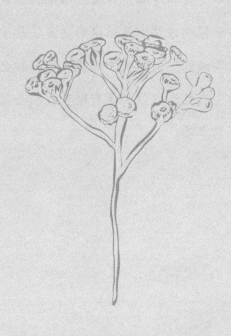

保持全身经络畅通十分重要，方法有很多，其中艾灸和泡脚是日常生活中大多数人比较容易掌握的方法。虽然这两种方法几乎人人都能上手做到，但是关于艾灸、泡脚和全身重要的养生或祛湿穴位，还有很多我们必须要知道的注意事项。

艾灸需要注意的事项

艾灸疗法是以艾绒为主要原料，点燃后放置于腧穴或病变部位，进行烧灼和熏熨，借其温热刺激及药物作用，温通气血、扶正祛邪，以防治疾病的一种外治方法。

⊙ 艾灸的温通作用

艾灸的起始动因是温热刺激，作用机制为疏通经络，在艾灸的诸多治疗效应之中，其作用的主要机制是以温促通，对寒证和非寒证都非常有效。

对于寒证疾病，"寒则热之"是艾灸治疗的第一原则。在古代，灸法是最主要的治疗方法之一，它起源于北方，主要针对寒证而立。《黄帝内经·素问·异法方宜论》中是这样描述的："北方者，天地所闭藏之域也。其地高陵居，风寒冰冽，其民乐野处而乳食，脏寒生满病，其治宜灸焫。故灸焫者，亦从北方来。"《黄帝内经·素问·玉机真藏论》中还有："今风寒客于人……盛痹不仁肿病，当是之时，可汤熨及火灸刺而去之……弗治，肾传之心，病筋脉相引而急，病名曰瘿，当此之时，可灸可药。"这段话的意思是因风寒侵犯人体所出现的痹症、麻木、肿痛、瘿等病症，都是灸法的适宜病症。明代王肯堂所著的《证治准绳》有"中寒"一节，其中指出"中寒之症，身体强直，口噤不语，或四肢战掉，或洒洒恶寒，或翕翕发热，或卒然眩晕，身无汗者，此寒毒所中也……亦可灸丹田穴，以多为妙"。

寒证的主要病理特点是凝滞不通。寒主收引凝滞，容易导致经络气机不通畅，进而引起诸多症状，故温灸治疗主要针对"寒凝不通"病理环节发挥作用，通过"温通"作用达到治疗效果。

对于非寒性疾病，比如《黄帝内经》中所记载的伤食、胆病、体重烦冤、癫狂、败疵等内脏病、外科病、神志病，都在艾灸的治疗范围内。后世医家更是进一步拓展了艾灸的应用范围，如唐代王焘《外台秘要》记载，温灸在内科方面适用于伤寒、天行、温病、霍乱、疟疾等传染性疾病及内科常见病；外科方面可用于治疗痈疽、瘿瘤、痔疾、脚气等病症；妇科疾病、儿科疾病、五官科疾病、口腔疾病等临床各科也有应用。可见，温灸适用于寒、热、虚、实诸多种疾病。

除了以上病证，艾灸还可以治疗热性疾病。唐代孙思邈在《千金要方》中说："五脏热及身体热，脉弦急者，灸第十四椎与脐相当五十壮。老小增损之。若虚寒，至百壮，横三寸间灸之。"宋代《太平圣惠方》中也有"小儿热毒风盛，眼睛痛，灸手中指本节头三壮"的记录。

其实，对于虚性疾病来说，无论阴虚、阳虚还是气虚、血虚，温灸都可以起到补益气血、畅通经脉的作用。艾灸之所以能治疗寒、热、虚、实诸证，包括内、外、妇、儿等各科多种疾病，并非因为艾灸有多神通广大，

—— POINT ——
"寒凝不通"时，可通过"温通"来达到治疗效果。

而是因为这些病证都存在经络不通、气血不畅的共同病理环节。而艾条点燃后的温热刺激，恰有疏通经络、理活气血的功效。经络通畅了，气血循环顺利了，身体的病证自然就痊愈了。

艾灸用来祛除人体内湿气的原理亦是如此，疏通经络、理气活血，经络畅通无阻，气血循环就可以推动着将体内堆积的湿气排出体外。而且不仅可以祛除体内多余的湿气，还能通过其热效应驱散体内的寒气。所谓"常灸一二壮，安然度春秋"，不仅能够调养内外，养出好气色，还能减少疾病，延年益寿，艾灸可谓国之瑰宝。

⊙ 南北艾灸重点各不同

南方冬季寒冷阴湿，所以南方人祛寒湿的重点在于温阳化湿，可以温和灸关元穴以温阳固本，灸百会穴以提升阳气，或温和灸阴陵泉穴以祛寒化湿；北方冬季寒冷干燥，所以温阳的同时要注意滋阴润燥，艾灸可以回旋灸肾俞穴以温阳驱寒，或温和灸太溪穴、涌泉穴以滋阴养肾。

⊙ 艾灸的注意事项

◇艾灸有没有最佳时间？

很多刚学会做艾灸的人都没有时间概念，其实艾灸是有最佳时间的。普遍来讲，早上 9~11 点是艾灸的最佳时间，因为这个时间段正好是大自然和人阳气升发的最佳时刻，这个时候艾灸可以事半功倍。此外，针对不同的体质和病证，艾灸的时间也不一样，比如调理脾胃功能在早上 9~11 点灸最佳，养肾在下午 5~7 点灸，改善失眠要在临睡前施灸等等。

◇并非所有人都适合做艾灸

其实艾灸非常具有普适性，只是有些体质的人要慎灸，比如阴虚湿热体质的人、未满 3 岁的孩子、身体极度虚弱的人、患有胃肠疾病的人等，同时需要注意经期女性和孕妇禁灸。此外，在大悲、大喜、大怒等不稳定的情绪状态下，或者过饥、过饱的状态下，也是不适合做艾灸的。

◇艾灸不是万能的

艾灸的功效确实很多，但它也不是万能的。身体不舒服的时候，应该先去医院检查确诊是什么问题，而不能无论哪里不舒服都企图靠艾灸来解决。

◇艾灸不要急于求成，不要一次性灸过多穴位，也不要灸过长时间

对于治病灸，要严格按照治疗该病的要求去灸；对于日常养生

灸，每次灸 2~3 个穴位为宜，一个穴位灸 10~20 分钟为宜。艾灸的时间建议这样选择安排：第一种，隔天灸或灸 2 天停 1 天；第二种，每周灸 3~5 天；第三种，连续灸 10 天，停 1 周。切记，一定不要长期不停地灸，也不要想起来就灸一次。

◇ 艾灸前中后有什么注意事项？

艾灸前最好喝一杯高于体温的温水；艾灸后补充一杯热水，稍稍有点烫嘴即可。

在艾灸过程中，乃至整个艾灸疗程中，切忌喝凉水、吃凉饭，因为这样做如同给艾灸撤火，不利于疾病的治疗。其实，在艾灸过程中，最好不要进食，一方面是因为不了解食物的性质是属寒还是属温；另一方面是艾灸过程中进食，对胃气也是一个挑战，有胃肠疾病的人千万不要盲目施灸。

如果艾灸后想要马上洗手，应当用高于体温的热水来洗，水温 50 度左右即可。如果不是风湿类疾病、寒性疾病、产后风疾病，灸后 30 分钟可以碰凉水，但是原则上不要急于用凉水。

◇ 艾灸后是否可以马上洗澡？

原则上最好不要洗澡，但如果是热水，可以等 20~30 分钟后洗澡，因为这时经络基本处于灸后的修整状态，灸后的热度也逐渐被利用挥发，此时再洗个热水澡会感觉很舒服。

2

随时随地揉一揉穴位

穴位是中医专业术语，狭义上是指人体经络上的特殊穴位，即腧穴，人们可以通过针灸、按摩、艾灸、刮痧、拔罐等方式刺激相应的经络穴位来治病或养生；广义上的穴位还包括分布在经脉之内或经脉之外的奇穴和表示按压痛处的阿是穴。下文将就祛湿养生常用穴位及其注意事项做简要介绍。

⊙ 足三里穴

足三里穴是足阳明胃经的主要穴位之一，有燥化脾湿、生发胃气的功效，主治胃肠病症、下肢痿痹、神志病、外科疾患、虚劳诸证。

"足三里"中的"三里"是指理上、理中、理下。胃处在肚腹的上部，胃胀、胃脘疼痛的时候就要"理上"，即按足三里的时候要同时往上方使劲；腹部正中出现不适，就需要"理中"，只用往内按就行了；小腹在肚腹的下部，小腹上的病痛，得在按住足三里的同时往下方使劲，这叫"理下"。

◇ **取穴位置**

足三里穴位于小腿外侧，犊鼻下 3 寸，犊鼻与解溪连线上。

◇ **功效**

● 按摩足三里穴能抗衰老、强身健体，对各种老年疾病都有很好的防治效果。

● 按摩足三里穴还可以调和气血、美化肌肤。

● 足三里穴是足阳明胃经的穴位，也是强壮身体的大穴，具有健脾和胃的功效。

● 长按足三里穴能调节身体免疫力，增强抵抗力，起到养生保健的效果。

● 按摩足三里穴能通经活络、疏风化湿。每天早上 7~9 点胃经最旺时按摩此穴，能促进胃肠蠕动，加速身体脂肪消耗，达到减肥的目的；上午 9~11 点脾经最旺时按摩此穴，能促进脾功能的发挥，脾主运化，可以把饮食水谷转化成能量，运输给各个脏器，从而达到进补的效果。

◇ **按摩手法**

端坐凳上，四指并拢，按放在小腿外侧，将拇指指端按放在足三里穴处，做按掐或点按活动，一掐一松，连做 36 次，两侧交替进行。

◇艾灸疗法

用艾条温和灸足三里穴 5~10 分钟，一天一次，可以治疗腹胀腹痛、脚气、下肢不遂等。

◇拔罐疗法

用拔气罐，留罐 10~15 分钟，隔天一次，可以治疗中风、脚气、水肿、消化不良。

◇刮痧疗法

用面刮法刮拭足三里穴，直到潮红发热即可，可以治疗呕吐、腹胀、肠鸣、消化不良。

◇关于足三里穴的注意事项

• 虽然按摩足三里穴好处多，但是按摩时间不宜过长，最好控制在 30 分钟左右。

• 足三里穴有舒筋活络的功效，按摩足三里穴可以打开毛孔，所以在按摩过程中不可以受风。

• 按摩要有一定的力度，以局部有酸胀感为宜，但也不能用劲过大，否则会造成部分受伤、局部有瘀血。

• 有小腿外伤的患者不能按摩足三里穴。

• 按摩足三里穴的同时可以配合艾灸，点燃艾条熏灼足三里穴，每日一次。

⊙ 丰隆穴

丰隆穴，记载于《黄帝内经·灵枢·经脉》，是足阳明胃经的络穴，有健脾化痰、和胃降逆、开窍等功效。"丰"即丰满，"隆"指突起，足阳明胃经多气多血，气血于本穴会聚而隆起，肉渐丰厚，故名之。《会元针灸学》有云："丰隆者，阳血聚之而隆起，化阴络，交太阴，有丰满之象，故名丰隆。"

◇取穴位置

丰隆穴位于足外踝上 8 寸，大约在外膝眼与外踝尖的连线中点处。

◇功效

• 按摩丰隆穴可以治疗头痛、咳嗽、痰多、胸闷、眩晕、下肢神经痉挛、麻痹、便秘、尿闭、支气管炎等。

• 刺激丰隆穴可以调和脾胃，从而起到沟通表里上下的作用。

• 丰隆穴是健脾祛痰的主要穴位，凡是与痰有关的病症，如痰浊阻肺之咳嗽、哮喘，痰浊外溢于肌肤之肿胀，痰浊流经经络之肢体麻木、半身不遂，痰浊上扰之头痛、眩晕，痰火扰心之心悸、癫狂等，都可以配取丰隆穴进行治疗。

◇按摩手法

用手指指腹点按丰隆穴 3~5 分钟，长期坚持下来，可以改善胸闷、眩晕等问题。

◇艾灸疗法

用艾条温和灸 5~10 分钟，一天一次，可以治疗咳嗽、痰多、胸闷。

◇拔罐疗法

用拔气罐，留罐 5~10 分钟，隔天一次，可以治疗痰多、胸闷、眩晕。

◇刮痧疗法

用面刮法从上往下刮拭丰隆穴 5~10 分钟，隔天一次，可以治疗热病、下肢瘫痪。

◇关于丰隆穴的注意事项

• 从年龄上看，按摩丰隆穴几乎适合所有年龄段的人；艾灸丰隆穴比较适合中老年人；刮痧丰隆穴一般只应用于青壮年。

• 从体质上看，按摩丰隆穴适合所有饱受痰湿困扰的人群；艾灸丰隆穴适合体内有痰但体质偏寒的人；刮痧丰隆穴适合体内有痰但体质偏热的人。

• 按摩的手法应当由轻到重，不可使用强力，尤其对婴幼儿和年老体弱者，按摩时间通常为 20~30 分钟。

• 艾灸丰隆穴的时间也可以根据个人体质适当调节，同时也要注意温度，避免出现烫伤，时间一般控制在 10~15 分钟，婴幼儿不要超过 10 分钟。

● 在丰隆穴刮痧的力度要根据患者体质情况而定，一般患热性病体质较强的患者应大面积、大力度、快速地刮，以求刮出较多的痧点，而患寒性病体质较弱的患者应小面积、小力度、速度稍慢地刮，刮出的痧点不宜太多。有皮肤病或外伤的人不能刮痧，且刮痧不要刻意追求痧点，因为有些气血亏虚的患者一般不易出痧。

⊙ 梁丘穴

梁丘穴的出处为《针灸甲乙经》，即"大惊乳痛，梁丘主之"，高起处为"丘"，穴当膝上，犹如山梁之上，故名"梁丘穴"。从功用而言，梁丘穴为胃经郄穴，郄穴的优势是善于调治各种急性病，而梁丘穴的特征是屯积胃经水液，就像胃经的水库一样，针刺本穴有水库开闸放水的作用，能最快地调节胃经气血有余与不足的状态，故为足阳明郄穴。

◇ 取穴位置
梁丘穴位于腿前外侧膝盖骨上方三横指处。

◇ 功效
● 可以治疗膝胫痹痛、鹤膝风、胃痛、胃痉挛、腹泻、膝盖疼痛、乳痛等。

● 梁丘穴为足阳明胃经的郄穴，具有理气和胃、通经活络的功效，是缓解急性肠胃炎、胃痉挛等肠胃疾病的首选穴。

◇按摩手法

用大拇指或中指掐揉梁丘穴约 200 次，或按揉 3~5 分钟，可用于治疗腹痛。

◇艾灸疗法

用艾条温和灸 5~10 分钟，艾炷灸 3~5 壮，至局部皮肤出现红晕为度，每日一次，5 次为一疗程。

◇拔罐疗法

将拔气罐吸拔在梁丘穴上，留罐 10~15 分钟即可起罐，隔天一次，可用于治疗膝关节痛，消除胃肠部的疾病。

◇刮痧疗法

用面刮法刮拭梁丘穴 3 分钟，隔天一次，可以治疗胃酸过多、胃痉挛等胃部病症。

◇关于梁丘穴的注意事项

• 用本穴治疗胃痛一般用于急性痛症，对于慢性胃炎疗效欠佳，对于寒性病症可艾灸本穴。

• 如果是用针刺的方法，不能刺激过强，以免损伤肌肉和筋膜。

• 取穴时，可以取坐位，用力将腿蹬直，梁丘穴即在髌骨外上缘上方凹陷正中处。

⊙ 阴陵泉穴

阴陵泉穴属足太阴脾经，其中的"阴"指水，"陵"指土丘，"泉"即水泉穴，穴名的意思是指脾经地部流行的经水及脾土物质混合物在本穴聚合堆积。本穴物质为地机穴流来的泥水混合物，因本穴位处肉之陷处，泥水混合物在本穴沉积，水液溢出，脾土物质沉积为地之下部翻扣的土丘之状，阴陵泉便得名于此。

◇ 取穴位置

阴陵泉穴位于小腿内侧，膝下胫骨内侧凹陷中，与足三里穴相对。

◇ 功效

• 阴陵泉穴有清利湿热、健脾理气、益肾调经、通经活络的重要功效。

• 可以修饰曲线、恢复窈窕，促进肠胃功能的恢复，促进代谢等。

• 可用于治疗晕眩、腹水、腹痛、腹胀、腹泻、食欲不振、黄疸、腰腿痛、尿闭、尿失禁、遗精、阳痿、月经不调、痛经、附件炎等多种疾病。

◇ 按摩手法

拇指指端放于阴陵泉穴处，先顺时针方向按揉 2 分钟，再点按半分钟，以酸胀为度。

◇艾灸疗法

将点燃的艾条置于距离穴位皮肤 3~5 厘米处，以穴位局部感觉温和为度，悬灸约 20 分钟，每日灸 1~2 次。

◇拔罐疗法

用闪火法将火罐吸拔在穴位上，每次可吸拔 10~15 分钟。

◇刮痧疗法

可刮擦整条小腿，在阴陵泉穴部位重点刮擦，一般保持 3 分钟以上为宜。

◇关于阴陵泉穴的注意事项

• 注意按摩的手法不要太重，特别是日常养生按摩，并不是力道越大越好，要以舒适为度，如果按摩后局部疼痛，甚至有瘀青，就说明按摩力度过大了。

• 艾灸一般距离皮肤 3~5 厘米为佳，太远作用微弱，太近则容易烫伤，感觉局部温热但不刺痛就好。

• 按摩阴陵泉穴的时间并不受限制，任何时间都可以按，但是一般按揉时长在 10 分钟以上。刚开始揉的时候可能会有痛感，时间长了适应了就不会感觉那么痛了，当然，这也说明脾湿的情况正在好转。

⊙ 三阴交穴

三阴交穴出自《针灸甲乙经》，是足厥阴肝经、足太阴脾经、足少阴肾经三条经脉交会之处。其穴名是指足部的肝脾肾三条阴经中气血物质在本穴交会，三阴交穴对人体以及在疾病理疗方面有很重要的作用。

◇取穴位置

三阴交在小腿内侧，当足内踝尖上 3 寸，胫骨内侧缘后方。

◇功效

● 可以补血养颜、调理月经、改善皮肤状态、紧致肌肉。女性常揉可以健脾，从而减缓肌肉变松弛的进程，保持健康的肌肉状态。

● 可以治疗脾胃虚弱、肠鸣腹胀、大便溏泄、消化不良、急性或慢性肠炎、细菌性痢疾、肝脾肿大、腹水浮肿、肝炎、胆囊炎等。

● 可以健脾和胃、延缓衰老、调补肝肾、行气活血、舒筋通络。

◇按摩手法

拇指或中指指端按压对侧三阴交，一压一放为一次；或先顺时针再逆时针方向揉三阴交，持续 10 分钟。

◇艾灸疗法

艾炷灸 3~7 壮，或艾条灸 5~15 分钟。

◇拔罐疗法

常法拔罐即可。

◇刮痧疗法

从上而下纵向竖刮，一般见皮肤变红为宜。

◇关于三阴交穴的注意事项

• 长期艾灸三阴交穴会导致身体变寒凉，尤其是身体偏热的人，过度对该穴位进行艾灸，不仅起不到原有的保健效果，反而会使体质发生改变。

• 月经期间和怀孕期间，禁止揉按三阴交穴。

• 按摩三阴交穴可以补血养颜，但一定要长期坚持才能看到效果。每天坚持对三阴交穴按揉 15 分钟以上，就能保持身体年轻健康的状态。如果感觉用手指按揉比较累，可以用经络锤敲打，或用筷子头按揉，也能起到相同的效果。

⊙ 公孙穴

公孙穴位于脾经上，且联络足阳明胃经，通冲脉，是八脉交会的要穴，记载于《黄帝内经·灵枢·经脉》。穴名中的"公"即众的意思，也就是支属的总汇。"孙"是嗣续、顺理的意思，统领全身的穴位。脾经与冲脉的气血在此相会后化为天部的水湿风气，因此公孙穴也被当作养生保健、祛湿的核心穴位。

◇取穴位置

公孙穴位于足内侧缘，第一跖骨基底部的前下方。具体位置大概是从大拇指到脚跟，离大拇指近的 1/3 处，且两脚位置一样。

◇**功效**

• 可以健脾化湿、和胃理中。

• 以掐、按等方式强刺激公孙穴，可以疏导全身气血，改善脾虚肾弱的情况，还能滋阴降火，加快小肠蠕动，从而改善便秘。

• 按摩公孙穴可以消除胃火、补益脾气，改善胃部不适和其他感冒症状。

• 以重力掐、按行泻法强刺激公孙穴，可以改善女性经期血气运行，消除寒滞引起的气血不畅，缓解疼痛。

◇**按摩手法**

大拇指弯曲，指尖垂直揉按穴位。每天早晚各揉按一次，每次揉按 1~3 分钟。

◇**艾灸疗法**

用艾条温和灸公孙穴 5~20 分钟，每日一次，可治疗呕吐、水肿、胃痛等。

◇**关于公孙穴的注意事项**

• 艾灸公孙穴的方法适合病症较重的患者，如果只是为了调养身体，按摩就可以了。

• 按摩公孙穴的最佳时间为上午 9~11 点。

⊙ **中脘穴**

中脘穴出自《针灸甲乙经》，属任脉，是任脉、手太阳与少阳、足阳明交会之处。其穴名中的"中"字是相对于上脘穴、下脘穴来说的，因为中脘穴在此二穴的中间。"脘"字本义是指空腔，这里指的是胃部、胃腑。古人认为中脘穴位于胃部的中间，所以称其为"中脘"。

◇ **取穴位置**

中脘穴位于上腹部，胸骨下端和肚脐连接线中点（当脐中上 4 寸）。

◇ **功效**

• 可以疏肝养胃、消食导滞、和胃健脾、降逆利水。

• 中脘穴也具有减肥瘦身的作用，而且经常按摩中脘穴可以促消化、促气血，还有去眼袋、美容养颜、延缓衰老的作用。

• 可以治疗肠鸣、泄泻、便秘、便血、胁下坚痛、慢性肝炎等。

◇ **按摩手法**

推揉中脘穴 3~5 分钟，长期坚持按摩，可以改善黄疸、头痛等。

◇ **艾灸疗法**

用艾条温和灸中脘穴 5~10 分钟，一天一次，可以治疗头痛、失眠、惊风。

◇ **拔罐疗法**

用拔气罐，留罐中脘穴 10~15 分钟，隔天一次，可以治疗头痛、黄疸、便秘等。

◇ 刮痧疗法

用角刮法刮拭中脘穴，以出痧为度，隔天一次，可以治疗腹胀、呕吐等。

◇ 关于中脘穴的注意事项

- 孕妇禁止按摩中脘穴。

- 寒则补之留针或多灸，热则泻针出气或水针。

- 如果采取针刺法，要注意不宜深刺，若深刺入腹腔，针下出现落空感，再深则刺中胃壁，针下有柔软的阻力，腹中有烘热或疼痛感放散至胸咽及两侧季肋部，应立即退针，否则针尖穿透胃壁至胰腺和大血管，就会造成意外。

⊙ 水分穴

水分穴出自《针灸甲乙经》，属任脉。其穴名中的"水"字是指地部水液，"分"字即分开的意思。其穴名的意义是指任脉的冷降水液在这里分流。

◇ 取穴位置

水分穴位于上腹部，前正中线上，当脐中上 1 寸，即肚脐上一拇指宽处。

◇ 功效

- 有消肿益肺、健脾补肾、疏通任脉、利水化湿等功效。

- 可以治疗腹泻、腹水、腹胀、肠鸣、泄泻、小儿囟陷、腰脊强急等。
- 可以治疗水肿、小便不通、尿路感染、腹痛、反胃、吐食等。

◇按摩手法

可以反复用手指按压水分穴，或者用四指集中按压水分穴，同时保持规律地呼吸，就能达到润肺、健脾补肾、利水化湿的效果。

◇艾灸疗法

艾炷灸 3~7 壮，艾条灸 5~15 分钟。

◇关于水分穴的注意事项

- 常用于中青年和老年人的保健及疾病治疗，尤其适合肥胖和肠胃功能低下的朋友。
- 水分穴对于脾胃的好处有很多，尤其是治疗脾胃疾病的效果很好。但是，请记住养生保健穴位只能起到养生保健的效果，如果真的得了脾胃疾病，需要服用药物或接受其他治疗，单纯地通过穴位按摩，想获得明显效果一般都需要较长时间。
- 孕妇不能按摩此穴。

⊙ 天枢穴

天枢穴出自《黄帝内经·灵枢·骨度》，属足阳明胃经，是大肠之募穴。"天枢"本为天星名，即北斗七星之首天枢星，其左连线为北斗二天璇星，右连线为北斗四天权星。其穴名的意思是指在天枢穴这个位置，气血的运行有两条路径：一是穴内气血外出大肠经所在的天部层次；二是穴内气血循胃经运行。

◇ 取穴位置

天枢穴位于中腹部，肚脐向左右三指宽处，也就是肚脐眼旁开 2 寸的地方。

◇ 功效

• 有理气止痛、活血散瘀、清利湿热等功效。

• 可以促进肠道良性蠕动，增强胃动力；可以治疗腹胀、肠鸣、绕脐痛、泄泻、急性胃肠炎、小儿腹泻、痢疾、便秘、胆囊炎、肝炎、腹水、肠麻痹、消化不良、恶心想吐等。

• 可以治疗月经不调、痛经、子宫内膜炎以及功能性子宫出血等。

◇ 按摩手法

用大拇指按揉，力度稍大，以产生酸胀感为佳。

◇ 艾灸疗法

用艾条回旋灸天枢穴 10 分钟，一天一次。

◇ 拔罐疗法

用拔气罐拔罐天枢穴，留罐 10 分钟，隔天一次。

◇刮痧疗法

用角刮法，让刮痧板的边缘向刮拭的方向倾斜。

◇关于天枢穴的注意事项

• 从年龄上来说，按摩天枢穴适合所有人群；艾灸天枢穴只适用于中年人和青年人；在天枢穴使用皮内针，只适用于成年人，儿童不宜使用。

• 从体质上来说，按摩天枢穴适合各种体质的人，尤其是比较敏感的人群，可以在没有痛苦的情况下就达到理想的治疗效果。

• 按摩天枢穴时力度可以适当调整，以被按摩的人感到舒服为宜。为了提高疗效，可以在穴位上做圆形按揉的动作，双手方向一致。顺时针揉可治疗便秘，逆时针揉可治疗泄泻。

• 艾灸天枢穴的时间不可过长，一般是 10~15 分钟，或者被艾灸的人感到腹部有舒适的温热感，或明显的肠蠕动。

⊙ 气海穴

气海穴出自《针灸甲乙经》，属任脉，是保健、强壮的要穴。其穴名中的"气"是指气态物，"海"就是大的意思。其穴名的意思是指任脉水气在此吸热后气化胀散，如同气之海洋。

◇取穴位置

气海穴位于下腹部，体前正中线脐下 1 寸半，即肚脐下 2 指宽处。直线连接肚脐与耻骨上方，将其分为十等分，从肚脐 3/10 的位置，即为此穴。

◇功效

• 有培补元气、升阳举陷、调理气机、调经止带等功效。

• 气海穴是治疗一切真气不足、中气下陷、久治不愈的慢性疾病和下焦气机失调的要穴。

• 气海穴是生气之海、元气之聚、生气之源，所以有调气机、益元气、补肾虚、固精血的作用。

◇按摩手法

用大拇指按揉气海穴约 200 次，或按揉 3~5 分钟，能治疗四肢乏力、月经不调。

◇艾灸疗法

艾炷灸 5~10 壮，或艾条温和灸 15~30 分钟。

◇关于气海穴的注意事项

• 寒则补之灸之，热则泻针出气。

• 长期坚持按摩气海穴，可以强身健体，提高抵抗力。

• 孕妇不可以艾灸或针灸气海穴。

⊙ 关元穴

关元穴出自《黄帝内经·灵枢·寒热病》，属任脉，为足三阴、任脉交会之处。其穴名中的"关"是关卡的意思，"元"是指元首，其穴名意指任脉气血中的滞重水湿在此关卡不得上行，就像天部水湿的关卡一般，所以此穴叫关元穴。

◇取穴位置

关元穴位于下腹部，体前正中线脐下 3 寸（四指并拢，从脐中起，以中指横纹为标准，横向的距离）。

◇功效

● 关元穴有培肾固本、调节回阳的作用，能够治疗阳痿、早泄、月经不调、崩漏、带下、不孕、子宫脱垂、闭经、遗精、遗尿、小便频繁、小便不通、痛经、产后出血、小腹痛、腹泻、腹痛、痢疾等症状。

● 关元穴是小肠的募穴，小肠之气结聚此穴并经此穴输转至皮部。它为先天之气海，是养生吐纳、吸气凝神的地方，所以是保健强身长寿穴。

◇按摩手法

用手掌根部推揉关元穴 2~3 分钟，长期按摩，可以改善痛经、失眠等。

◇艾灸疗法

用艾条温和灸关元穴 5~10 分钟，一天一次，可以治疗荨麻疹、痛经、失眠等。

◇拔罐疗法

用拔气罐，留罐关元穴 10~15 分钟，隔天一次，可以治疗失眠、痢疾、脱肛等。

◇刮痧疗法

从上向下刮拭。

◇关于关元穴的注意事项

• 古人有"秋灸关元，春灸气海"的说法，立秋前后 10 天都是灸关元穴的最佳时间。

• 治疗虚证、强身健体多用灸法，治疗实证多用针法。

• 孕妇禁用针刺关元穴的方法。

• 在针刺关元穴前，应先排净小便，以防刺伤膀胱。

⊙ 肾俞穴

肾俞穴出自《黄帝内经·灵枢·背腧》，属足太阳膀胱经，是肾之背俞穴。其穴名中的"肾"是指肾脏，"俞"是输送的意思。肾俞穴的穴名是指肾脏的寒湿水气由此外输膀胱经。

◇取穴位置

肾俞穴在第二腰椎棘突旁开 1.5 寸处（和前面的肚脐平齐正好是第二腰椎）。

◇ **功效**

● 肾俞穴有益肾助阳、强腰利水、调肾气、强腰脊、聪耳明目的作用。

● 从字面上理解，肾俞穴是专门针对肾脏部位的穴位，它可以缓解腰痛，对肾病、高血压、阳痿等生殖系统问题，以及女性妇科疾病都有很好的治疗作用。

● 在疲劳时，按摩肾俞穴，可以快速补足肾气，改善疲劳症状。

◇ **按摩手法**

双掌摩擦至热后，把掌心贴于肾俞穴，这样反复 3~5 分钟，或直接以手指按揉肾俞穴，至出现酸胀感，并且腰部微微发热。

◇ **艾灸疗法**

艾炷灸或温针灸 5~7 壮，艾条灸 5~10 分钟。

◇ **拔罐疗法**

用火罐，留罐 5~10 分钟，隔天一次，可以缓解小便不利、水肿等。

◇ **刮痧疗法**

用面刮法从上而下刮拭肾俞穴，力度微重，出痧为度，可以治疗腰痛、小便不利。

◇ **关于肾俞穴的注意事项**

● 肾俞穴是不能重力敲击的，特别是有肾病、肾积水的患者，如果敲击会加重病情。

• 寒则先泻后补或补之灸之，热则泻之。

• 常用于中青年和老年人的保健及疾病治疗，尤其适合高血压、肾绞痛和有生殖系统疾病的患者。

⊙ 大肠俞穴

大肠俞穴出自《脉经》，属足太阳膀胱经，是大肠之背俞穴。其穴名中的"大肠"即大肠腑，"俞"是输送的意思。大肠俞穴的穴名是指大肠腑中的水湿之气由此外输膀胱经。

◇ 取穴位置

大肠俞穴位于腰部，当第四腰椎棘突下，左右二指宽处（即左右旁开 1.5 寸）。

◇ 功效

• 大肠俞穴具有理气降逆、调肠通腑、强健腰膝的作用，是治疗腰腿痛的要穴，也是治疗大肠疾病的常用穴。

• 大肠俞穴能够治疗腹痛、腹胀、便秘、肠鸣、腰脊痛、坐骨神经痛、阑尾炎、肠出血、肾炎等。

• 大肠俞穴还具有健腰背、谓肠腑的功能，可以改善背部僵硬、腰足疼痛、腰部扭伤、坐骨神经痛。

◇ 按摩手法

按摩前先将手搓热，然后一边缓缓吐气一边强压大肠俞穴 6 秒钟，以手指指腹或指节按压，并做圈状按摩，如做重复 10 次。

◇艾灸疗法

艾炷灸或温针灸 5~7 壮，艾条温和灸 10~15 分钟。

◇关于大肠俞穴的注意事项

- 寒则先泻后补或补之灸之，热则泻之。
- 按摩大肠俞穴还可以加速体内毒素代谢，增加肌肤光泽。

⊙ 委中穴

委中穴出自《黄帝内经·灵枢·本输》，属足太阳膀胱经，五行中属土，膀胱的下合穴，四总穴之一。其穴名中的"委"是弯曲的意思，"中"是指穴内气血所在为天人地三部的中部。其穴名的意义是膀胱经的湿热水气在此聚集。

◇取穴位置

委中穴位于腘横纹中点，股二头肌腱与半腱肌腱中间，即膝盖里侧中央 (膝盖后面直线的中间)，在我们弯曲腿部时，膝关节的背面凹陷处最里端的正中点。

◇功效

- 委中穴具有舒筋通络、活血散瘀、清热解毒等作用，是临床常用刺血要穴之一，尤其常用于腰腿痛之痿痹。
- 委中穴是足太阳经脉之合穴，足太阳经脉从头至足，沿整个腰背部循行，两循行支合于委中穴，根据"经脉所过，主治所及"的循经取穴规律，用委中穴可以治疗腰背腿痛。

• 委中穴有通调胃肠气机，降逆止泻的作用，是治疗急性肠胃炎的特效穴。

◇ 按摩手法

用两手拇指端按压两侧委中穴，力度以稍感酸痛为宜，一压一松为一次，连做 10~20 次。

◇ 艾灸手法

将艾条点燃后置于委中穴上，在距离穴位皮肤 2~3 厘米处进行悬灸，每次艾灸 5~20 分钟即可，以穴位局部温热但无明显灼痛感为度。

◇ 关于委中穴的注意事项

• 膀胱经最活跃的时候为下午 3~5 点，在这段时间刺激委中穴效果更好。

• 委中穴所处的部位血管丰富，宜刺络放血，主治急性热病、神志病，尤其对于急性腰扭伤效果显著，比单纯针刺效果更好。

• 体质素虚、精血不足、病久体衰、贫血、一切虚脱之症和习惯性流产、失血、易于出血的患者及孕妇禁用委中穴。

⊙ 承山穴

承山穴出自《针灸甲乙经》，属足太阳膀胱经。其穴名中的"承"

是承接的意思，"山"是指腓肠肌之隆起处。此穴在腓肠肌肌腹下端凹陷处，其形如山谷，此处承载一身如山之重，所以命名为"承山"。

◇取穴位置

微微施力踮起脚尖，小腿后侧肌肉浮起的尾端就是承山穴。

◇功效

• 承山穴具有舒筋解痉、理肠疗痔的作用，是治疗足太阳膀胱经循行通路下肢疾患和肛门病变的常用穴，也是治疗腓肠肌痉挛和痔疮的特效穴。

• 承山穴可以治疗急性颈扭伤、急性腰扭伤、肩周炎、腓肠肌痉挛、坐骨神经痛、膝痛、脚痛等疾病。

• 承山穴还可以治疗多种肛周疾病，如脱肛、肛周瘙痒、便秘等。

◇按摩手法

用四指轻轻握住小腿，用大拇指的指腹按揉穴位，每次左右穴位各按揉 1~3 分钟，也可以两侧穴位同时按揉。

◇艾灸疗法

隔物灸仪艾灸 30~50 分钟，温度控制在 38~45℃；艾条悬灸 10~15 分钟；艾炷灸 5~7 壮。

◇关于承山穴的注意事项

• 正所谓"承山灭顽湿"，身体湿气较重的人可以试着按一按这个穴位，有助于排除体内的湿气，强身健体。

● 揉按承山穴时，开始只能轻轻地按、轻轻地揉，以感觉到酸胀微痛为宜，慢慢地可以加重手法，在能保障效果的情况下，应该尽量把疼痛减到最小。

● 每天早上起床时，将两腿伸到床外，让承山穴正好搁在床沿上，两腿左右摆动，也可以按摩承山穴。

● 承山穴虽然处于肌肉丰厚处，但不宜过深过强地刺激，以免引起腓肠肌痉挛或下肢酸胀不适。

● 对承山穴用拔罐或刮痧的方法，也有一定的效果，不过拔罐、刮痧的力量不如点按集中。

3

这么多年，你的泡脚方法可能都不对

夏季三伏天里，体表毛孔张开，气血往上、往外走，体内的寒湿痰饮较其他时间更容易排出去，因此顺应这个时节的特点，多晒太阳、多泡脚，会有事半功倍的效果。

⊙ 与晒太阳一样，气血调动起来，寒邪就散去了

宋代初期，漕运工人长期涉水工作，时间久了，身体内积累的湿邪越来越重，导致他们晚上睡眠质量下降，并且极易患伤寒感冒。偶然的一次机会，他们中一些人发现，连续一段时间用热水泡脚，可以祛除身体里的湿气和寒气，增强体魄，使人不容易患病。渐渐地，"泡脚"或"足浴"这种简单易行的养生保健方法被广大民众接受，直到今天，仍是人们保健养生的好方法。

在中医理论中，经过足部的经脉有很多，比如膀胱经、脾经、肾经、胃经和肝经。在这些经脉中，首先膀胱经是人体的一条大阳经，上面有很多穴位，处于人体的阳面，主要分布在头部、后背、腿后侧，具有温阳、发汗、解表的效果。所以，泡脚对于受寒感冒

的改善效果特别好，它的原理就是通过温暖脚部，使身体的阳经暖起来，跟太阳晒背的道理一样，全身气血都会被调动起来，寒邪也就散去了。

膀胱经不仅是一条解表的大阳经，也是人体最大的"垃圾站"。膀胱经和肾经互为表里，肾脏代谢的水液垃圾、痰湿等，都会通过膀胱经，以汗液和小便的方式排出体外。泡脚有促使膀胱经运行、发汗的作用，汗液排出的同时，可以带走体内新陈代谢所产生的垃圾。这也就是很多人在泡完脚出汗之后，感觉浑身轻松的原因，体内的一部分黏腻湿气垃圾被排出去了，当然会感觉身体轻盈。对于想减肥的朋友，泡脚是一个简单易行、毫不费力的好方法。

前面我们也有提到，除了膀胱经，足部还有脾经、肾经、胃经和肝经。由于经脉的原穴多分布在四肢末端，而原穴的刺激可以直接调动整条经脉的功能，因此，泡脚可以通过刺激肾、脾经脉的原穴，达到增强脾肾功能的保健作用。而且，脚底的穴位也有很多，泡脚时搭配一些脚底穴位的按摩，效果会更好，比如泡脚的同时刺激涌泉穴，可以温补肾阳之气，极大地增强身体免疫力。

⊙ 泡脚的注意事项

虽然泡脚有很多好处，但也有几点需要注意。

◇泡脚的水温该如何拿捏？

中医医师建议，泡脚的水温只需比人体体温高一点，泡脚水无须太烫，太烫不仅不舒服，也伤身体。

◇泡脚泡到什么程度呢？泡多长时间？

如果泡脚没有泡出汗，基本上可以说是没有效果的，但是泡脚也不要追求泡到大汗淋漓，那是另一个极端。泡脚只需泡到微微出汗即可。所谓"汗血同源"，出汗太多则会消耗气血津液，严重的可能会导致人体脱水、津液亏虚。尤其是阴虚体质的个体、体弱的孩子和老人，平时本来就不容易出汗，泡脚泡到身上有发热的感觉就可以停止了，强行发汗反而会伤及气血。

至于泡脚的时间长短还是要以自己的感觉为准。一般情况下，成年人泡脚不超过 30 分钟，冬天泡脚的时间比夏天长一些。

◇小孩子可以泡脚吗？

小孩子可以泡脚，但是如果没有受寒的症状，就不需要经常泡脚。通常一周一次就足够，温水泡 10 分钟即可。

◇泡脚的最佳时机或时间点是什么？

泡脚的时间不宜过晚，最好是晚上 9 点之前泡完。晚上本是阳气收敛的时间，人体和环境都保持在安静的状态，如果泡脚的时间太晚，身体气血循环加快，人兴奋起来，可能会影响睡眠。

◇感冒的时候可以泡脚吗？

可以，但不是所有情况的感冒都可以泡脚。泡脚可以发汗、排寒湿，对于风寒感冒，泡脚是很合适的。但是对于热性感冒，泡脚不仅无效，还会有反作用，也就是说，如果你有黄鼻涕、嗓子发炎红肿、干咳等津液不足的症状，就不要泡脚了。

◇月经期可以泡脚吗？

尽量避免。泡脚过程中的生理变化是很复杂的，但无疑会加快体内气血运行，促进血管扩张，不适合月经期的女性或者身体有伤口未痊愈的人。

◇**泡脚前、后的注意事项**

泡脚前，应该适量吃点东西，不要空腹泡脚，但也不要过饱。泡脚后，不要吹风淋雨，因为泡脚发汗，全身毛孔打开，在这种情况下外邪很容易侵入，所以泡脚后尽量不要外出，如果有特殊情况，一定要外出，就要等到汗收后再出去。

现代社会，人们普遍贪凉，尤其是夏天，空调成了生活必需品，还爱吃冰冻、寒凉食品。久而久之，阳气就会受损，体内的寒邪和湿气越来越重，身体正常的生理功能也会受到干扰。再加上现代人普遍缺乏运动，久坐不动使得离心脏最远的手脚供血不足，从而导致手脚冰冷。

所谓"寒从脚起"，要做到有效祛湿，首先应该避免我们脚部受凉。每天晚上可以拿出半个小时的时间，用稍微温热的水泡泡脚，不仅能放松身心，还可以刺激一下脚部的血液循环和经络，有助于提高人体免疫力，赶走湿气。

湿气致病，为害甚广。

追根溯源，所有的疾病都是

由体内湿气的日益积聚开始的。

在湿气面前，没有人能独善其身，

但通过调整饮食和生活习惯，

就可以达到"辟邪不至，长生久视"的目的。